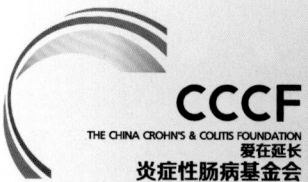

炎症性肠病诊断与治疗系列

肠道疾病消化内镜图谱

Atlas of Digestive Endoscopy for Bowel Diseases

主　编　钟捷

副主编　陈焰　郅敏　谭蓓

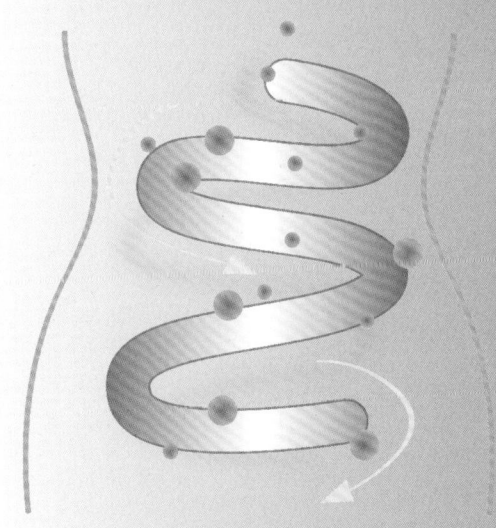

版权所有　翻印必究

图书在版编目（CIP）数据

肠道疾病消化内镜图谱 / 钟捷主编；陈焰，郅敏，谭蓓副主编. -- 广州：中山大学出版社，2025. 6.
ISBN 978-7-306-08505-4

Ⅰ. R574.04-64

中国国家版本馆 CIP 数据核字第 2025Z3S527 号

出 版 人：	王天琪
策划编辑：	曾育林
责任编辑：	曾育林
封面设计：	曾　斌
责任校对：	徐平华
责任技编：	靳晓虹
出版发行：	中山大学出版社
电　　话：	编辑部　020-84113349，84110776，84111996，84111997，84110283
	发行部　020-84111998，84111981，84111160
地　　址：	广州市新港西路 135 号
邮　　编：	510275　　　　传　真：020-84036565
网　　址：	http://www.zsup.com.cn　　E-mail：zdcbs@mail.sysu.edu.cn
印 刷 者：	广州市友盛彩印有限公司
规　　格：	889mm×1194mm　1/16　11 印张　200 千字
版次印次：	2025 年 6 月第 1 版　2025 年 6 月第 1 次印刷
定　　价：	268.00 元

如发现本书因印装质量影响阅读，请与出版社发行部联系调换

序 言

近 20 余年来，随着我国炎症性肠病（inflammatory bowel disease，IBD）发病率与患病率的持续攀升，加之临床诊疗水平的提升和科学研究的深入，IBD 已发展成我国消化内科学中广受重视的临床病种。与此同时，许多既往认识不足、甚至鲜为人知的非 IBD 肠道疾病也逐渐进入临床视野并受到关注。在此背景下，炎症性肠病亚专科正逐步拓展为以 IBD 为主干、涵盖更广泛肠道疾病的肠道疾病亚专科。深入理解各类肠道疾病，已成为消化内科医师的迫切需求。

20 世纪 70 年代初，冷光源纤维胃镜与结肠镜的应用，为胃肠病学的发展带来了革命性突破。本世纪初，气囊辅助式小肠镜和胶囊内镜的问世，填补了内镜对全消化道覆盖的空白，进一步推动了肠道疾病诊疗的纵深发展。消化内镜检查，无疑是肠道疾病综合诊断体系中最为关键的环节。

值此之际，由钟捷教授联合国内 IBD 数大中心临床专家共同编著的《肠道疾病消化内镜图谱》应时而生。此书的出版，非常精准地契合了我国该领域发展的迫切需求。作为我国首部由消化肠病专业医师和消化内镜医师编撰的、覆盖全肠道疾病的消化内镜图谱，编者的远见卓识与开拓精神尤显珍贵。

有幸拜读全书终稿，览阅其丰富的图像，所见可谓包罗万象：有特定疾病的特征性内镜表现、有同一疾病呈现的多样性形态、有不同疾病间相似的内镜征象，亦有同一疾病在不同病程阶段的演变过程。如何掌握这本图谱的"钥匙"，其精髓何在？细细思量，体悟如下：

1. 构建全景图谱：本书展现了一个较为完整的肠道疾病谱系（此为既往图谱所未及），如同绘制了一幅全景画卷，为临床鉴别诊断提供思路，便于快速、全面地进行比较，明确鉴别方向。

2. 囊括疾病广度：在各疾病大分类项下，编者力求全面呈现各种疾病的内镜图像，涵盖常见病、少见病乃至罕见病，有效拓展临床视野。

3. 聚焦 IBD 深度：IBD 作为本书重点，尽可能涵盖了其不同类型、累及部位、病程分期及特殊情况下的内镜图像，可视为对现有 IBD 领域内的完整内镜特征诠释。

4. 精炼图像解读：每种疾病的内镜图像均配有表现特征解读、鉴别诊断及特殊说明，精准阐释了内镜特征的诊断价值与鉴别核心。

尤为值得称道的是，本图谱图像质量上乘、清晰度高，更收录了不少可遇而不可求的少见病、罕见病珍贵内镜资料。本书编者均为长期深耕于一线临床医师和内镜医师，同时亦是 IBD 及肠道疾病研究领域的专家。这部极具价值的图谱，正是他们多年潜心积累与执着追求的结晶。

《肠道疾病消化内镜图谱》不仅是一部优秀的专业参考书，更是案头必备的实用工具书。同时，其收录的丰富而珍贵的图像，使其具备了重要的文献价值，堪称肠道疾病内镜图像的"博物馆"。

胡品津

前 言

科学技术的进步推动了社会文明与医学的蓬勃发展。21世纪初，小肠内镜技术（包括胶囊内镜和气囊辅助式小肠镜）及小肠影像学技术的问世与普及，显著提升了肠道疾病（尤其是小肠疾病）的诊治水平，填补了消化系统内镜全覆盖的最后空白。

近20年来，消化系统疾病谱发生了显著变化：下消化道疾病患病人数逐年增加，自身免疫性疾病发病率明显上升，各类消化系统肿瘤的构成比持续变化。作为肠道自身免疫性疾病的经典病种，炎症性肠病（inflammatory bowel disease，IBD）的发病率亦持续攀升。巧合的是，小肠内镜与影像学技术适时出现，成为IBD诊治中不可或缺的核心手段。凭借其独特优势与卓越的检出能力，二者共同奠定了IBD（尤其是克罗恩病）的现代诊断基础，同时大幅提升了临床医师对IBD与其他疾病的鉴别诊断能力。

多年的临床实践表明，除IBD外，众多病因复杂的肠道疾病仍是消化内科与外科医师面临的诊断难点。尽管现代检查手段在项目与内容上已有长足发展，但如何突破单一技术的局限，建立高效合理的诊断路径，始终是临床关注的重点。消化系统疾病的诊断具有鲜明特点：内镜检查中的病灶特征的细致观察与对比、规范化的组织标本获取与病理检验、多维度检查结果的交叉验证，均为确诊的关键。每种消化系统疾病在内镜下可能呈现独特改变，准确识别这些特征需长期经验的积累；即使面对核心特征不明显的病例，基于相关表现作出倾向性判断，亦是经验沉淀的过程。因此，通过展示疾病的内镜特征、比较异同点，从内镜表现切入构建诊断思路，是本书撰写的初衷之一。

IBD的诊治理念在很大程度上革新甚至颠覆了消化科医师的传统认知。其闭环管理及药物治疗后黏膜愈合的评估，对内镜定期监测提出了更高要求。作为异质性极强的疾病，IBD

治疗前后的内镜表现复杂多样。掌握特征性改变的内在规律是正确判断的前提，更是把握治疗主动性的关键。本书的初衷之二，在于系统呈现IBD及其他肠道疾病治疗后的内镜下变化，以展现其多样性与动态性。

内镜是消化内科医师最重要的诊疗工具，亦是揭示疾病本质的最直观手段。内镜特征不仅能深化对已知疾病（如梅克尔憩室炎）的认知，还为发现新疾病（如肠贝赫切特病）及建立诊断标准提供了直接依据。近年来，IBD与肠道疾病亚专业领域研究蓬勃发展，学术会议中的疑难病例讨论不断揭示未知病与罕见病，极大地拓展了医师的认知与综合诊疗能力。本书的初衷之三，在于汇集肠道疾病的多样化特征与罕见病例，拓宽学术视野。鉴于结直肠上皮增生性疾病（各种上皮性良恶性肿瘤的内镜诊治），已发展为一个独立亚专业，其检出、分类和内镜特征有特别专著，故与此相关内容不包括在本书之内。

本书从构思到出版历时十年，其间原始图片不断被更清晰、优质的影像资料替换。全国同道获悉编者的征集意向后，皆倾囊相赠。聚沙成塔，集腋成裘，正是同仁们的无私协作，方成就此书。编者谨此深表谢忱。

"爱在延长炎症性肠病基金会"（China Crohn and Colitis Foundation，CCCF）作为医患间极具影响力的公益平台，对IBD医师培养与学术提升贡献卓著。基金会理事金培锋先生对本书出版慷慨资助，编者对此致以崇高敬意。

肠道疾病内镜图谱的编撰是一项意义深远的长期工作。随着医学发展与技术进步，未来必将出现新的疾病（如基因变异相关疾病），而新的内镜技术也将揭示疾病的新特征。我们期待有志于肠病亚专业的青年医师延续此业，以严谨求精的态度，在临床实践中能延续收集并保存优质内镜与影像资料这一"业余爱好"，为学科发展贡献力量。

钟捷

作者单位

钟捷　上海交通大学医学院附属瑞金医院

陈焰　浙江大学医学院附属第二医院

郅敏　中山大学附属第六医院

谭蓓　中国医学科学院北京协和医院

目 录

第一章 肠道感染性疾病

肠结核：活动期改变 / 2

肠结核：治疗后改变 / 4

肠道非结核分枝杆菌感染 / 5

肠道艰难梭菌感染 / 6

细菌感染后坏死性小肠炎 / 7

大肠杆菌 O157：H7 感染性结肠炎 / 8

亚急性化脓性阑尾炎及术后内镜表现 / 9

肠道马尔尼菲蓝状菌（青霉菌）感染 / 10

肠道组织胞浆菌感染 / 12

肺炎克雷伯菌感染性结肠炎 / 13

巨细胞病毒感染性结肠炎 / 14

EB 病毒（EBV）感染性结肠炎 / 15

HIV 感染性结肠炎 / 16

梅毒性直肠炎 / 17

肛管直肠尖锐湿疣 / 18

衣原体性直肠炎 / 19

小肠寄生虫感染 / 20

结肠阿米巴病 / 21

结肠人芽囊原虫感染 / 22

第二章　肠道炎症性疾病

克罗恩病：小肠型 / 24

克罗恩病：结肠 / 小肠型 / 26

克罗恩病：回盲瓣 / 28

克罗恩病：肛周病变 / 29

克罗恩病：上消化道受累（食管） / 31

克罗恩病：上消化道受累（胃） / 32

克罗恩病：上消化道受累（十二指肠部） / 33

克罗恩病：早期与极早期 / 34

克罗恩病并发症：狭窄 / 36

克罗恩病并发症：消化道出血 / 38

克罗恩病并发症：瘘管形成 / 39

克罗恩病伴肉芽组织增生 / 40

克罗恩病术后吻合口复发 / 42

克罗恩病治疗前后改变 / 43

克罗恩病治疗后改变 / 44

克罗恩病回肠造口术后 / 46

溃疡性结肠炎：经典内镜表现 / 48

溃疡性结肠炎：各节段特征 / 50

溃疡性结肠炎时的某些特殊表现：病变跳跃式分布；倒灌性回肠炎 / 51

溃疡性结肠炎时的特殊表现：上消化道及小肠累及 / 52

溃疡性结肠炎合并巨细胞病毒感染 / 53

溃疡性结肠炎合并黏膜增生性疾病 / 54

溃疡性结肠炎治疗后的黏膜改变 / 56

溃疡性结肠炎并发症：合并病毒感染 / 59

溃疡性结肠炎全结肠切除术后储袋炎 / 61

溃疡性结肠炎合并肠外表现 / 63

消化道贝赫切特病 / 64

乳糜泻 / 66

嗜酸性粒细胞性胃肠炎 / 68

自身免疫性小肠炎 / 69

移植物抗宿主结肠炎 / 70

淋巴细胞性结肠炎 / 71

胶原性小肠/结肠炎 / 72

淋巴滤泡性直肠炎 / 73

放射性小肠/结肠炎 / 74

药物性（氯法齐明）小肠黏膜色素沉着症 / 75

感染后免疫性肠系膜血管炎 / 76

第三章 肠道肿瘤性疾病

十二指肠腺瘤/腺癌 / 78

小肠良性肿瘤 / 79

回肠多发性黄色瘤 / 81

小肠间质瘤 / 82

肠道神经内分泌肿瘤 / 83

小肠腺癌 / 84

家族性腺瘤性息肉病 / 85

结肠帽状息肉病 / 86

Cronkhite-Canada 综合征 / 87

各种结直肠黏膜下良性肿瘤 / 89

肛管黑色素瘤 / 91

肠道淋巴瘤 / 92

EBV 相关肠道淋巴增殖性疾病 / 95

第四章 肠道血管-淋巴管性病变

缺血性结肠炎 / 98

结肠病变术后吻合口缺血性肠病 / 100

肠道血管瘤性疾病：动脉瘤 / 101

肠道血管瘤性疾病：静脉瘤 / 102

肠道非肿瘤性血管病变：动静脉畸形 / 103

肠道非肿瘤性血管病变：肠道血管发育不良症 / 104

肠道非肿瘤性血管病变：结肠毛细血管扩张症 / 105

肠道非肿瘤性血管病变：遗传性出血性毛细血管扩张症 / 106

肠道非肿瘤性血管病变：直肠黏膜下恒经动脉破裂出血（Dieulafoy 病） / 107

肠道非肿瘤性血管病变：蓝色橡皮泡痣综合征 / 108

肠道非肿瘤性血管病变：静脉硬化性结肠炎 / 110

肠道非肿瘤性血管病变：局限性门静脉高压伴肠道静脉曲张 / 111

肠道非肿瘤性血管病变：门静脉高压性肠病 / 112

肠道非肿瘤性血管病变：特发性肠系膜静脉肌内膜增生症 / 114

缺血坏死性小肠炎 / 116

恶性萎缩性丘疹病（Degos 病） / 117

小肠淋巴管疾病 / 118

第五章 肠道结构异常性疾病

十二指肠/空肠憩室 / 120

回肠梅克尔憩室 / 121

结肠多发性憩室伴憩室炎或活动性出血 / 123

先天性肠道结构异常：小肠重复畸形 / 125

先天性肠道结构异常：肠道旋转不良 / 126

肠道结构异常疾病：先天性巨结肠 / 127

结肠多发性气囊肿病 / 128

第六章 药物性肠道损害

药物性消化道损害：非甾体抗炎药药物 / 130

药物性消化道损害：免疫检查点抑制剂相关性结肠炎 / 132

药物性消化道损害：抗生素类药物（丁胺卡那霉素） / 133

药物性（奥美沙坦）小肠绒毛萎缩 / 134

药物性消化道损害：中草药 / 135

药物性消化道损害：抗结核药物（氯法齐明） / 137

第七章 其他肠道疾病

过敏性紫癜（腹型） / 140

肠道淀粉样变性 / 142

肠道子宫内膜异位症 / 143

直肠壁腔外肿瘤浸润 / 145

隐源性多发性溃疡性狭窄性小肠炎（CMUSE） / 146

自身免疫性疾病合并IBD或累及消化道 / 148

肠套叠：末端回肠盲肠套叠 / 150

直肠黏膜脱垂综合征 / 152

肠管粘连/扭转性肠梗阻 / 154

小网膜内疝 / 156

腹茧症 / 157

Klippel-Trenaunay综合征 / 158

空肠异位胃黏膜 / 159

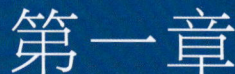

第一章

肠道感染性疾病

肠结核：活动期改变

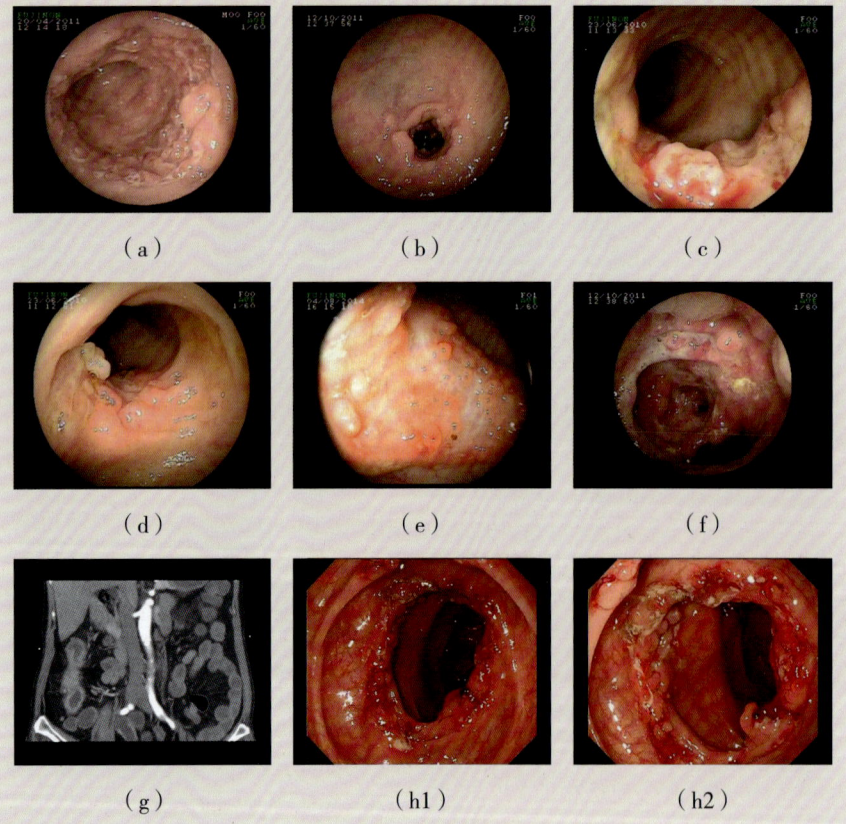

图 h 由南京鼓楼医院窦晓坛提供

内镜下主要表现与特征：病变主要累及末端回肠和回盲部，也可影响小肠其他部位和中远端结肠。基本病变包括充血、水肿、糜烂和溃疡。典型表现为环周或半周深浅不一的溃疡（图a-d、h1、h2），也可为束带或马鞍状（图e）；溃疡部位或周边高低不平（"鼠咬征"）（图d），溃疡底部不光整且有结节样增生，急性期多有血性渗出（图c、f）。

需鉴别的相关疾病：克罗恩病、肠道淋巴瘤、肠贝赫切特病、非特异性回肠炎、盲肠肿瘤等。

> **特殊说明**
>
> 临床诊断需参考详细病史、肠外表现、T细胞斑点试验（T-SPOT）、影像学特征（图g），以及病理学检查、诊断性抗痨治疗（1～3个月）和治疗后内镜随访结果。

肠结核：治疗后改变

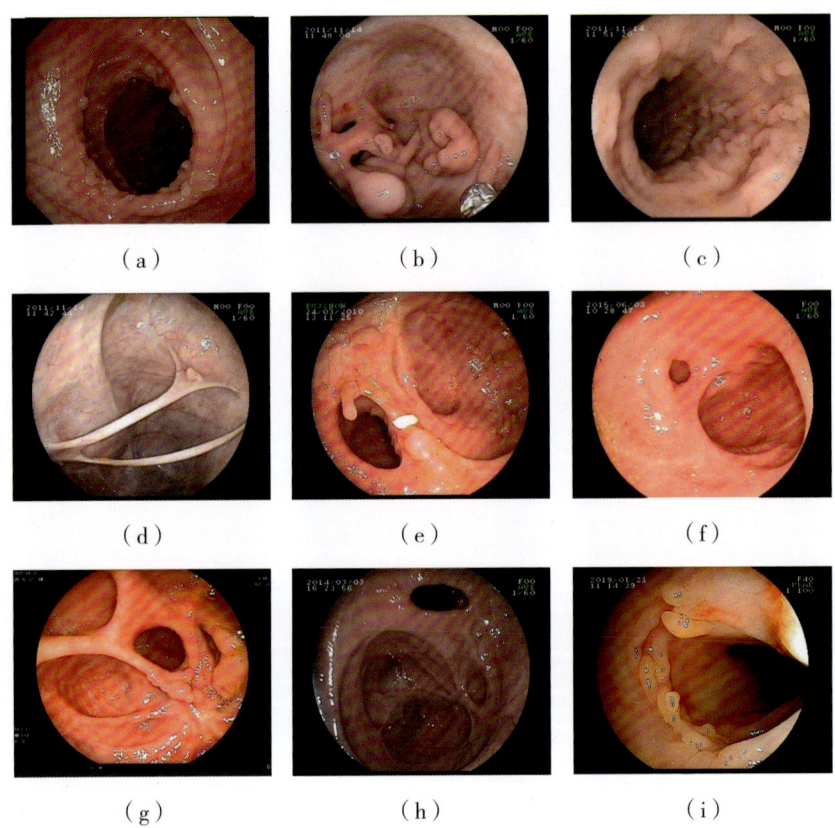

(a)　　　　　　　(b)　　　　　　　(c)
(d)　　　　　　　(e)　　　　　　　(f)
(g)　　　　　　　(h)　　　　　　　(i)

图 i 由南京鼓楼医院窦晓坛提供

内镜下主要表现与特征：肠结核治疗后，病变部位充血、水肿和糜烂可明显减退或消失。病变区域可见形态各异的假息肉形成（图 a-c）；部分可见条状瘢痕、黏膜桥形成（图 d）；回盲瓣呈"鱼嘴样"开放（图 e-h）为特征改变；原环形溃疡在治疗后可呈现环状瘢痕伴假息肉形成（图 i）。

需鉴别的相关疾病：溃疡性结肠炎、肠道克罗恩病、升结肠憩室、淋巴瘤等治疗后改变。

> **特殊说明**
> 既往病史和治疗方案对疾病的确诊和转归判断有重要价值。

肠道非结核分枝杆菌感染

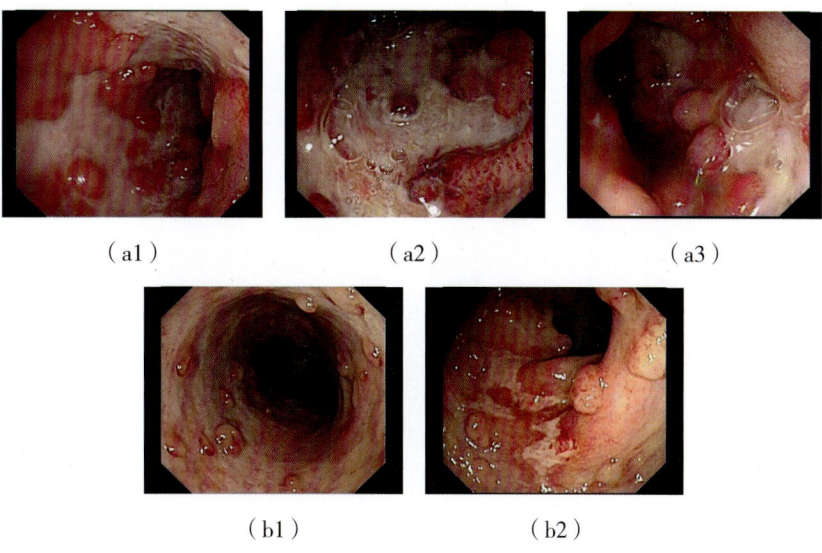

（a1）　　　　　（a2）　　　　　（a3）

（b1）　　　　　（b2）

内镜下主要表现与特征：病变可累及结肠、小肠或消化道其他部位；内镜下表现多样且缺乏特异性，包括病变部位黏膜水肿、充血和大片状溃疡或黏膜剥脱，溃疡底部为白苔且相对平整，溃疡周边充血伴炎性息肉或腺瘤样增生（图a1-a3）。

需鉴别的相关疾病：慢性溃疡性结肠炎、结肠型克罗恩病、缺血性结肠炎等。

> **特殊说明**
>
> 属少见病例，多见于免疫功能异常患者；诊断依赖于细菌培养、宏基因组测序；需了解是否同时有肺部、皮肤、淋巴结等感染。按相关共识意见推荐或药物敏感试验选择多药联用，强化期6~12个月，巩固期12个月，或治疗至细菌培养转阴后12个月。治疗后内镜变化相对较慢（图b1-b2）。

肠道艰难梭菌感染

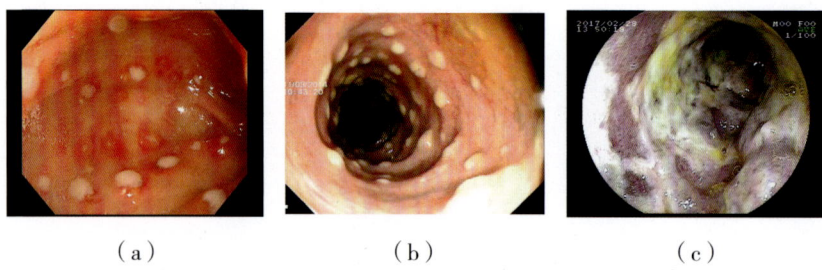

（a） （b） （c）

图 b 由重庆医科大学附属第一医院文光旭提供

内镜下主要表现与特征：病变多累及左半结肠和直肠，程度轻重不一，合并基础病变时表现更为复杂和多样。急性期以黏膜充血、水肿和糜烂为主，轻型时以散在、非连续性溃疡多见（图 a）。病变以表浅溃疡为主，形态多样（圆形、椭圆、不规则地图等），表面覆有白色或浅黄色渗出物，不易冲洗（图 b、c），急性期溃疡周边有充血性"红晕征"（图 a）。有基础疾病者可兼有其他相关特征。

需鉴别的相关疾病：各种感染性结肠炎、慢性溃疡性结肠炎、缺血性结肠炎、转流术后结肠失功状态等。

> **特殊说明**
>
> 部分轻症感染者可缺乏上述表现，而仅有细菌培养阳性或毒素检测阳性。

细菌感染后坏死性小肠炎

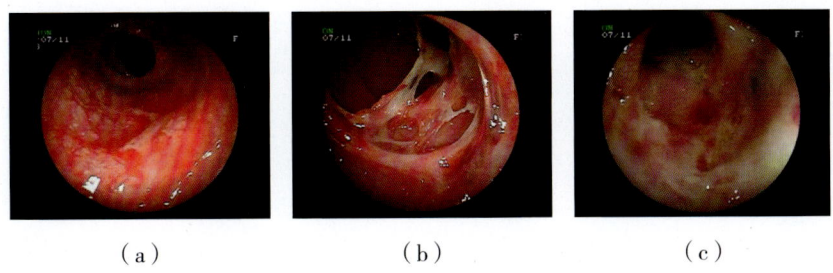

(a)   (b)   (c)

内镜下主要表现与特征：病变可累及肠道中的某一或多个节段，病变部位肠管急性期特征明显，包括肠壁水肿、充血和渗出等，黏膜质地脆，内镜碰擦易致出血或自发性渗血（图a）。病变节段黏膜可有剥脱，尤见于活检后；坏死肠段黏膜表面见脓性黏液和血性液体（图b、c）。病例脓液培养为产气荚膜杆菌感染。

需鉴别的相关疾病：药物性小肠炎、免疫缺陷性小肠炎、小肠憩室炎、放射性小肠炎、小肠淋巴瘤、小肠霉菌感染等。

> **特殊说明**
>
> 多数患者有严重的基础疾病，如免疫缺陷、肠系膜血管炎（或血管闭塞），或曾接受肿瘤放化疗等。

大肠杆菌 O157∶H7 感染性结肠炎

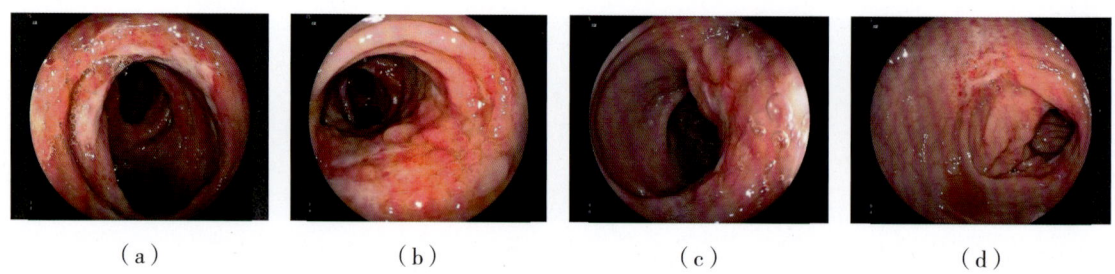

（a） （b） （c） （d）

内镜下主要表现与特征：病变可同时累及小肠和大肠，内镜下呈急性炎症表现。病变呈片状或节段性分布（图 a），黏膜背景明显水肿和充血、糜烂，并有不规则浅溃疡，溃疡边缘充血，底部可有黄白苔（图 b–d）。

需鉴别的相关疾病：其他急性感染性肠炎、缺血性肠病（急性期）、活动性溃疡性结肠炎、结肠型克罗恩病。

> **特殊说明**
>
> 急性起病，可有血性腹泻；粪便、血液细菌培养是确诊依据；经抗感染等治疗后，一周或数周内可痊愈。

亚急性化脓性阑尾炎及术后内镜表现

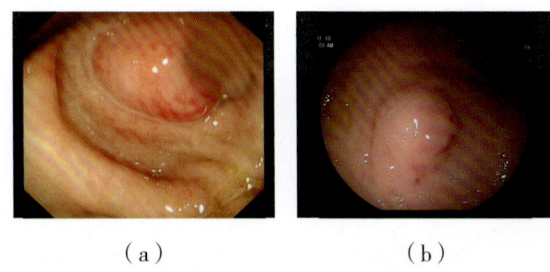

（a） （b）

内镜下主要表现与特征：病变主要局限于阑尾根部及周围区域。内镜下可见阑尾根部隆起且水肿明显、伴有糜烂，表面充血发亮，根部周围有脓性液体（图a），冲洗后脓性液体溢出是其特征性表现。图b为阑尾切除术后内镜表现。

需鉴别的相关疾病：阑尾内异物、阑尾内合并肿瘤（黏液腺肿瘤、神经内分泌肿瘤、上皮性肿瘤）。

> **特殊说明**
>
> 急性期腹痛明显者，内镜检查和服用大剂量清肠泻药视为相对禁忌；临床上与盲肠部憩室感染鉴别较为困难。

肠道马尔尼菲蓝状菌（青霉菌）感染

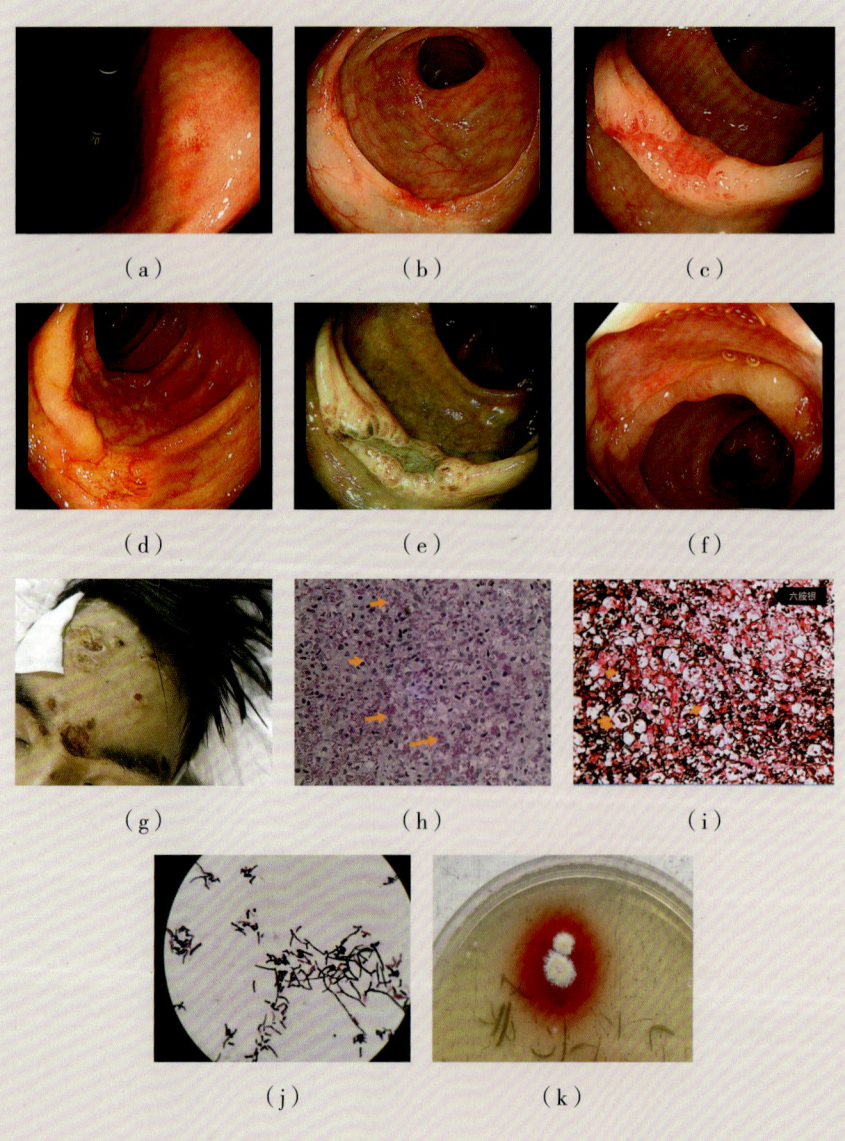

图片由温州中心医院蔡静提供

内镜下主要表现与特征： 病变多累及消化道不同部位，胃（图 a）、十二指肠和结肠（图 b-f）相对多见；内镜下形态缺乏特异性，表现为阿弗他溃疡、大小深浅不等的椭圆或不规则溃疡，底部平坦，边界清晰，周边略有充血。

需鉴别的相关疾病： 各种感染或炎症性溃疡、药物性肠病、肠贝赫切特病、自身免疫性肠炎。

> **特殊说明**
>
> 患者大都免疫功能低下，皮肤感染（图 g）为特征性表现之一；病理检查、不同温度下霉菌形态观察和培养有助于确诊（图 h-k）。图 h、i 分别为 PAS 染色和六胺银染色；图 j 为革兰氏染色 1000 倍镜下改变（酵母相）；图 k 为霉菌培养结果（25 ℃霉菌相）。

肠道组织胞浆菌感染

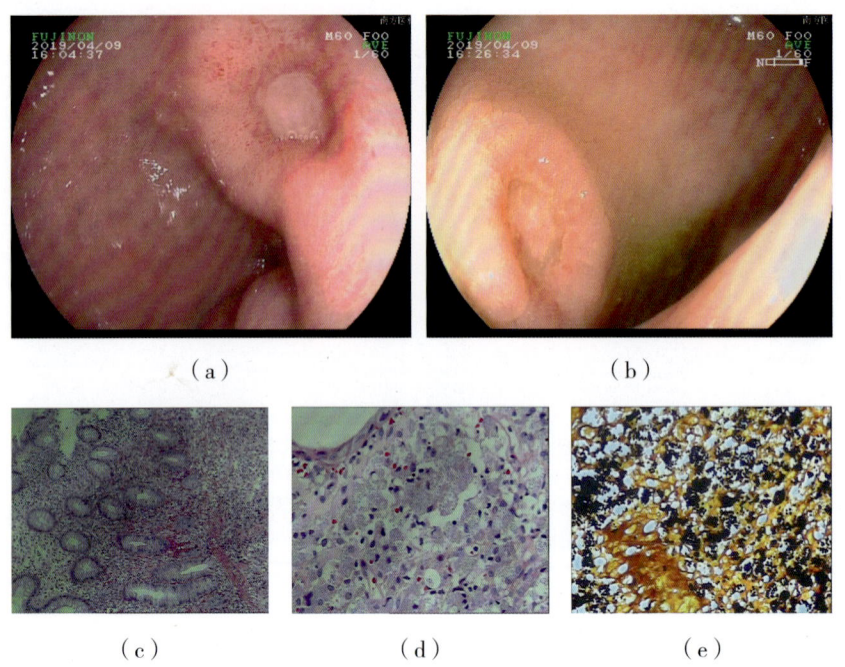

（a） （b）

（c） （d） （e）

图片由广州珠江医院王新颖提供

内镜下主要表现与特征：病变多累及上消化道及结肠，图 a、b 为累及胃、结肠；内镜下无特异性改变，慢性感染者可见散在溃疡性病灶，溃疡底部平坦、无充血，边界清晰，周边呈环堤样隆起，形似慢性良性溃疡（图 a、b）。

需鉴别的相关疾病：良性胃溃疡、胃间质瘤、胃/肠道淋巴瘤、药物性肠病等。

> **特殊说明**
>
> 本病多见于严重免疫功能低下者、放化疗患者和移植后患者；诊断依赖组织病理学检查：镜下见干酪样坏死，深部炎症细胞浸润（图 c），可见菌体呈葡萄样改变（图 e）、圆形或印戒状（图 d）。

肺炎克雷伯菌感染性结肠炎

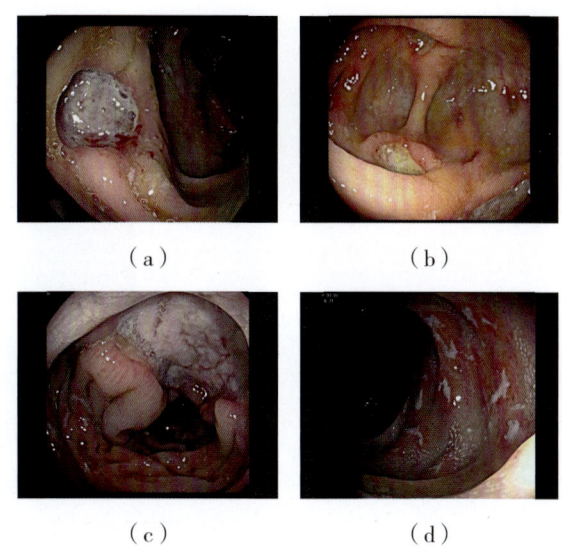

(a) (b) (c) (d)

图片由西安市红会医院李亚妮提供

内镜下主要表现与特征：病变多位于近段结肠和横结肠，远段结肠相对少见；可见多个大小不等（1厘米或数厘米不等）的深溃疡（图a-c）或片状溃疡，溃疡边缘相对光整，底部为灰白污浊苔（图a、c）；溃疡间可有散在糜烂和阿弗他溃疡（图b、d）。

需鉴别的相关疾病：肠贝赫切特病、肠道巨细胞病毒感染、肠道淋巴瘤、药物性肠炎等。

> **特殊说明**
>
> 体液、血液或活检组织培养对明确诊断有帮助。本病多见于免疫功能紊乱患者、具有多种基础疾病者、器官移植者及放化疗患者。

巨细胞病毒感染性结肠炎

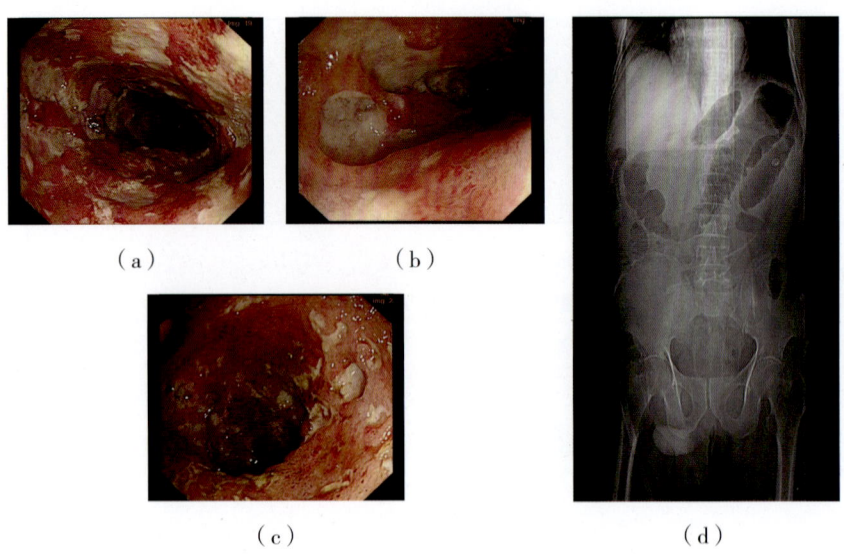

（a） （b）

（c） （d）

内镜下主要表现与特征：病变多数累及左半结肠、横结肠（图d）。急性期内镜下表现为黏膜明显充血、水肿或片状出血（图a），黏膜质地脆性增加；病变区域多见圆形、椭圆形、长条或不规则形的深凿样溃疡，边缘清晰明确（图b、c），溃疡底部多为白苔。有基础病变者，常兼有相关表现和特征。

需鉴别的相关疾病：活动性溃疡性结肠炎、结肠型克罗恩病、肠道淋巴瘤、放射性肠炎、缺血性结肠炎及其他感染性肠炎（病毒或其他微生物）。

特殊说明

活检组织病理学、免疫组化检查是确诊的关键；活检部位以溃疡底部和边缘部阳性率（检出病毒包涵体）为高。

EB 病毒（EBV）感染性结肠炎

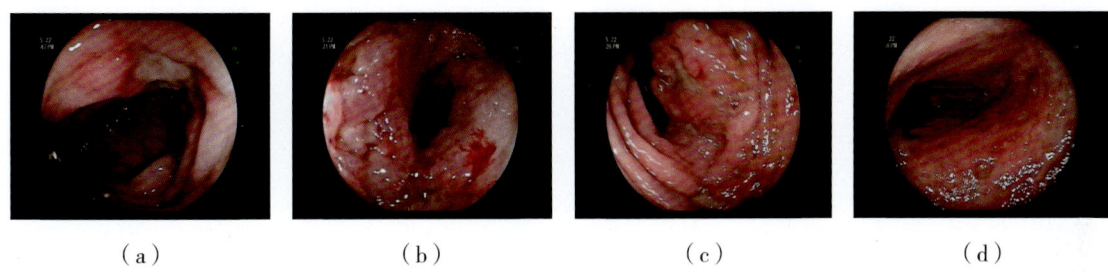

（a） （b） （c） （d）

内镜下主要表现与特征：病变可累及小肠、结肠或两者同时受累；内镜下兼有急性或亚急性感染表现，包括弥漫性黏膜充血、水肿及多发溃疡，部分病例因肠壁水肿导致肠腔轻度狭窄（图 a、b）。病变区域内可见散在类圆形或不规则深凿样溃疡，边界相对清晰（图 c-d）。

需鉴别的相关疾病：各种感染性肠炎（包括巨细胞病毒感染等）、肠道淋巴增殖性疾病、淋巴瘤、缺血性肠炎、炎症性肠病等。

> **特殊说明**
>
> 消化内镜活组织检查病理学检查中 EBER 阳性并非诊断唯一标准，每高倍视野下 1～2 个阳性常为隐性感染，需结合外周血中 EBV 抗体、DNA 载量及发病特征等因素综合考虑。临床和内镜下的急慢性感染常无明确分界。诊断 EBV 感染性结肠炎时需注意是否存在肠道基础性疾病和组织活检是否伴有淋巴组织增殖性改变。为便于病理学诊断，建议多处多块活检。

HIV 感染性结肠炎

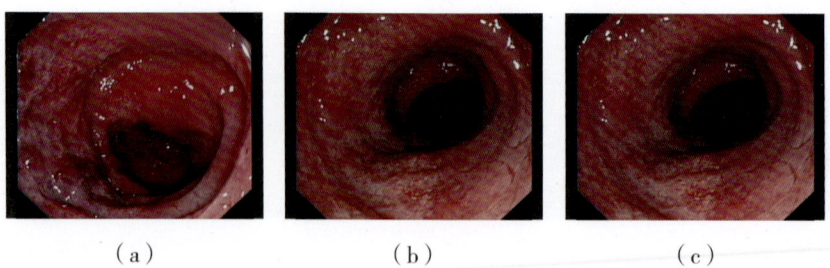

（a） （b） （c）

内镜下主要表现与特征：HIV 感染可累及消化道不同部位，内镜下表现与疾病病程和活动程度有关。慢性感染者内镜下缺乏特征性表现，常见肠管四周的节段性黏膜糜烂、水肿（图 a、b），以及表浅性溃疡、片状黏膜缺失伴血管纹理模糊或消失（图 c）。

需鉴别的相关疾病：慢性缺血性结肠炎、慢性活动性溃疡性结肠炎、肠道淋巴增殖性病变、感染性结肠炎等。

> **特殊说明**
> 诊断需结合血清学检测结果及相关临床表现。

梅毒性直肠炎

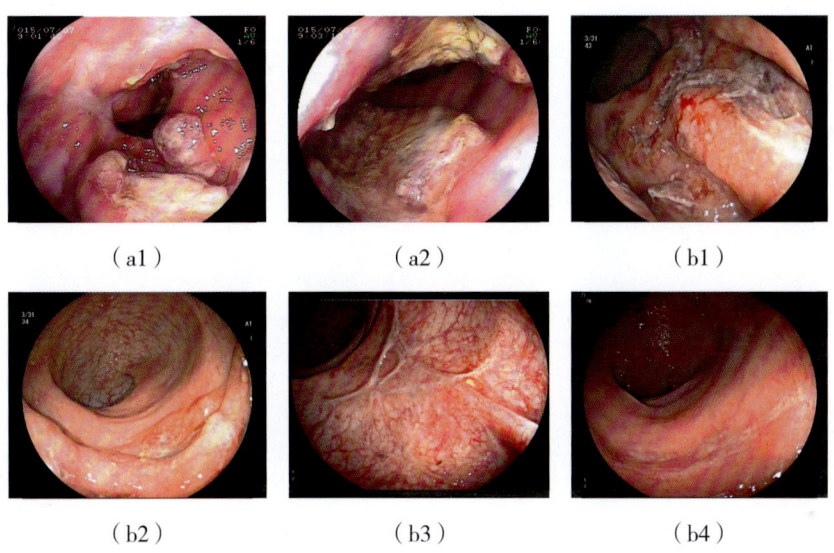

（a1）　　　　　（a2）　　　　　（b1）

（b2）　　　　　（b3）　　　　　（b4）

图片 b 由广州珠江医院王新颖提供

内镜下主要表现与特征：病变主要累及直肠及肛管，也可累及消化道其他部位。直肠肛管部黏膜水肿和增厚（图 a1、b1），可见不同形态的溃疡；严重者肠壁局部或环周样隆起，中央有溃疡形成，伴渗出物，边缘增生，质地偏硬（图 a2、b1、b2）。

需鉴别的相关疾病：肛管直肠癌、肛周克罗恩病、孤立性直肠溃疡综合征、直肠淋巴瘤、晚期直肠神经内分泌肿瘤。

> **特殊说明**
>
> 患者多有特殊性接触史；分泌物或活检标本镜检及免疫组化检测可见梅毒螺旋体，血清梅毒螺旋体颗粒凝集试验阳性，均为诊断本病的重要依据。规范治疗后临床转归良好，内镜下仅见修复瘢痕（图 b3、b4）。

肛管直肠尖锐湿疣

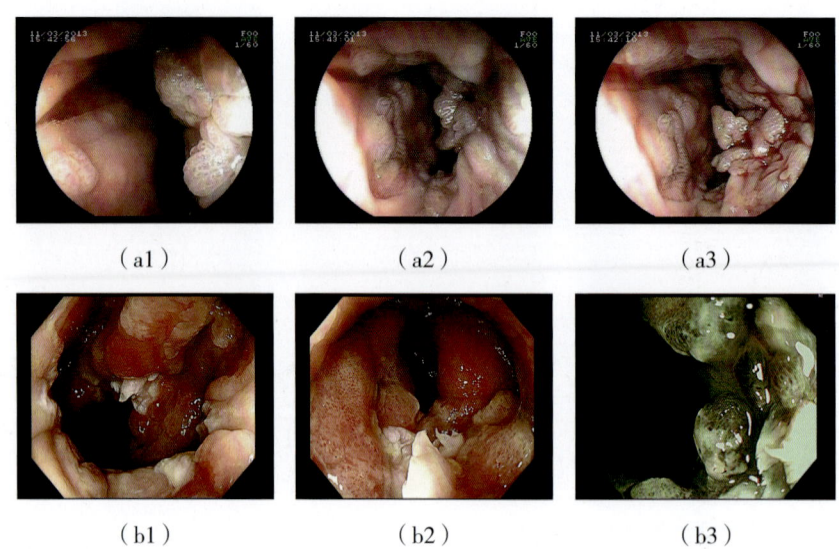

（a1）　　　　　（a2）　　　　　（a3）

（b1）　　　　　（b2）　　　　　（b3）

图片 b 由重庆市人民医院刘燕提供

内镜下主要表现与特征：病变主要位于肛管直肠及生殖器等部位。早期表现为红色或灰白色米粒样颗粒（图 b1）；后期可增大或融合形成表面不平的疣状增生物（图 b2），形态多样，包括乳头状（图 b3）、菜花样（图 a1）及鸡冠样（图 a2），质地柔软，极易出血（图 a3）。疣体表面可见白色、污浊色或血性渗出物。

需鉴别的相关疾病：直肠梅毒、直肠衣原体感染、克罗恩病肛周病变、淋巴滤泡性直肠炎、肛管直肠癌、直肠神经内分泌肿瘤等。

特殊说明

患者多有高危性行为史；醋酸白试验有助于诊断。

衣原体性直肠炎

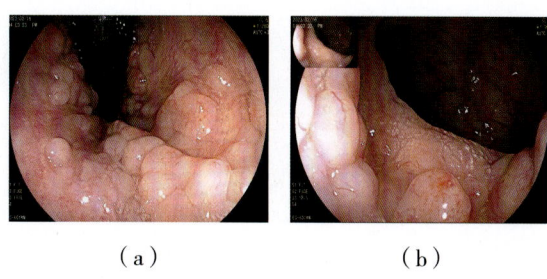

（a） （b）

图片由广州珠江医院王新颖提供

内镜下主要表现与特征：病变主要累及直肠及肛管交界处（图a）。内镜下可见直肠黏膜多发成串的结节样、息肉样增生（图a、b），表面伴充血、红斑或浅小溃疡，病灶质地脆、易出血。

需鉴别的相关疾病：淋巴滤泡性直肠炎、直肠尖锐湿疣、直肠肛周克罗恩病、多发性直肠腺瘤（病）等。

特殊说明

局部活检组织衣原体检测是诊断的主要依据。

小肠寄生虫感染

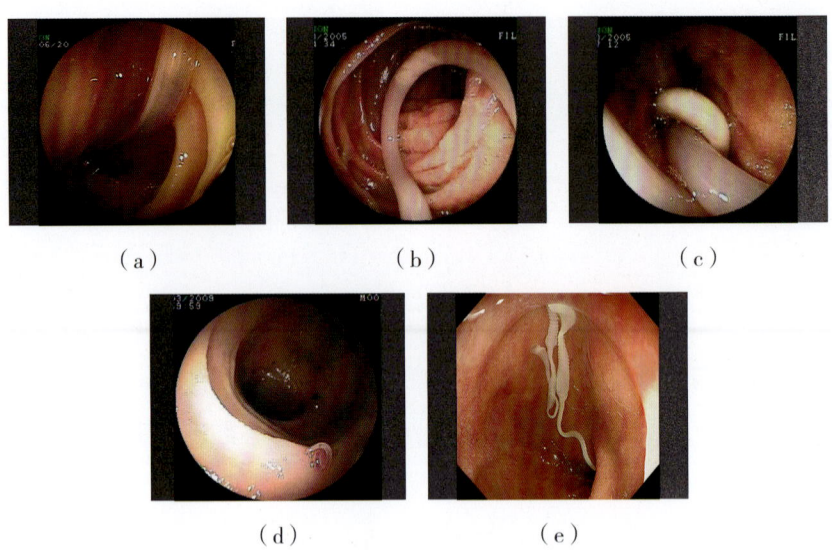

(a)　　　　　　(b)　　　　　　(c)

(d)　　　　　　(e)

内镜下主要表现与特征：不同寄生虫可寄生于消化道的不同部位，以十二指肠和空肠相对多见。内镜下识别相对容易，可见形态、大小不一的活动性虫体。图 a–c 为肠道蛔虫感染，图 d 为钩虫感染，图 e 为绦虫感染。

需鉴别的相关疾病：不同种类的肠道寄生虫感染。

> **特殊说明**
>
> 部分溶组织内阿米巴和人芽囊原虫感染可无明显内镜下改变。

结肠阿米巴病

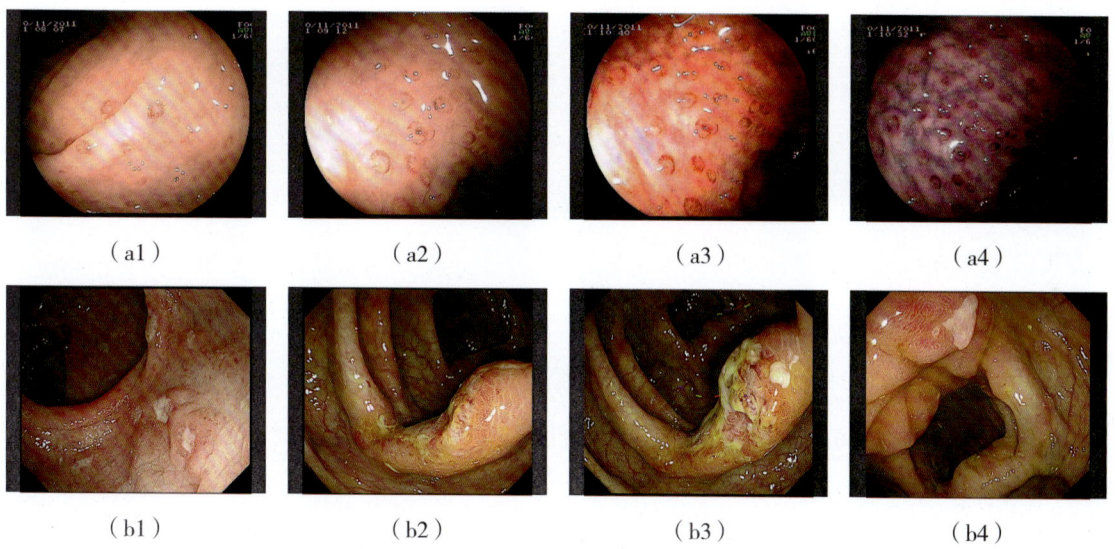

(a1) (a2) (a3) (a4)
(b1) (b2) (b3) (b4)

内镜下主要表现与特征：病变多位于直肠乙状结肠（图a1、b1）、升结肠和盲肠（图b2），其他部位少见。非活动期者，乙状结肠可见散在或多发的"铜钱样"病灶，大小为2～5 mm（图a2），边缘伴红晕，电子染色下特征更明显（图a3、a4）；活动期病变可见多发不规则或盘状隆起，边缘高出周围黏膜面，伴红晕或周边充血（图b2），中央可见轻度凹陷性溃疡，表面覆白苔或伴有纤维素性渗出（图b3、b4）。

需鉴别的相关疾病：溃疡性结肠炎、肠道克罗恩病、肠结核、肠道淋巴瘤、缺血性结肠炎、药物性肠炎及其他肠道寄生虫感染等。

> **特殊说明**
>
> 活检发现阿米巴包囊或滋养体是诊断的关键依据；诊断性抗阿米巴治疗后内镜评估有助于明确诊断。需注意内镜下"铜钱样"改变并非阿米巴感染所特有，亦可见于其他寄生虫感染（如人牙囊原虫）。

结肠人芽囊原虫感染

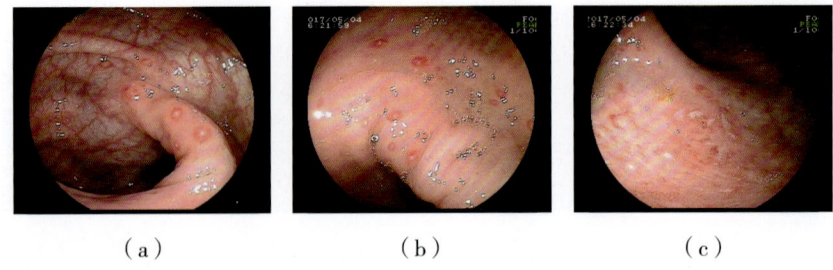

(a) (b) (c)

内镜下主要表现与特征：结肠人芽囊原虫感染多见于左半结肠和直肠，内镜下为散在或片状"铜钱样"改变，中央为黄白色苔，周围伴红晕征，大小为 2~5 mm 不等（图 a-c）。

需鉴别的相关疾病：结肠阿米巴感染、轻度溃疡性结肠炎、淋巴细胞性肠炎、缺血性肠炎、嗜酸性粒细胞性肠炎。

> **特殊说明**
>
> 部分结肠人芽囊原虫感染可无明显内镜下改变。

第二章

肠道炎症性疾病

克罗恩病：小肠型

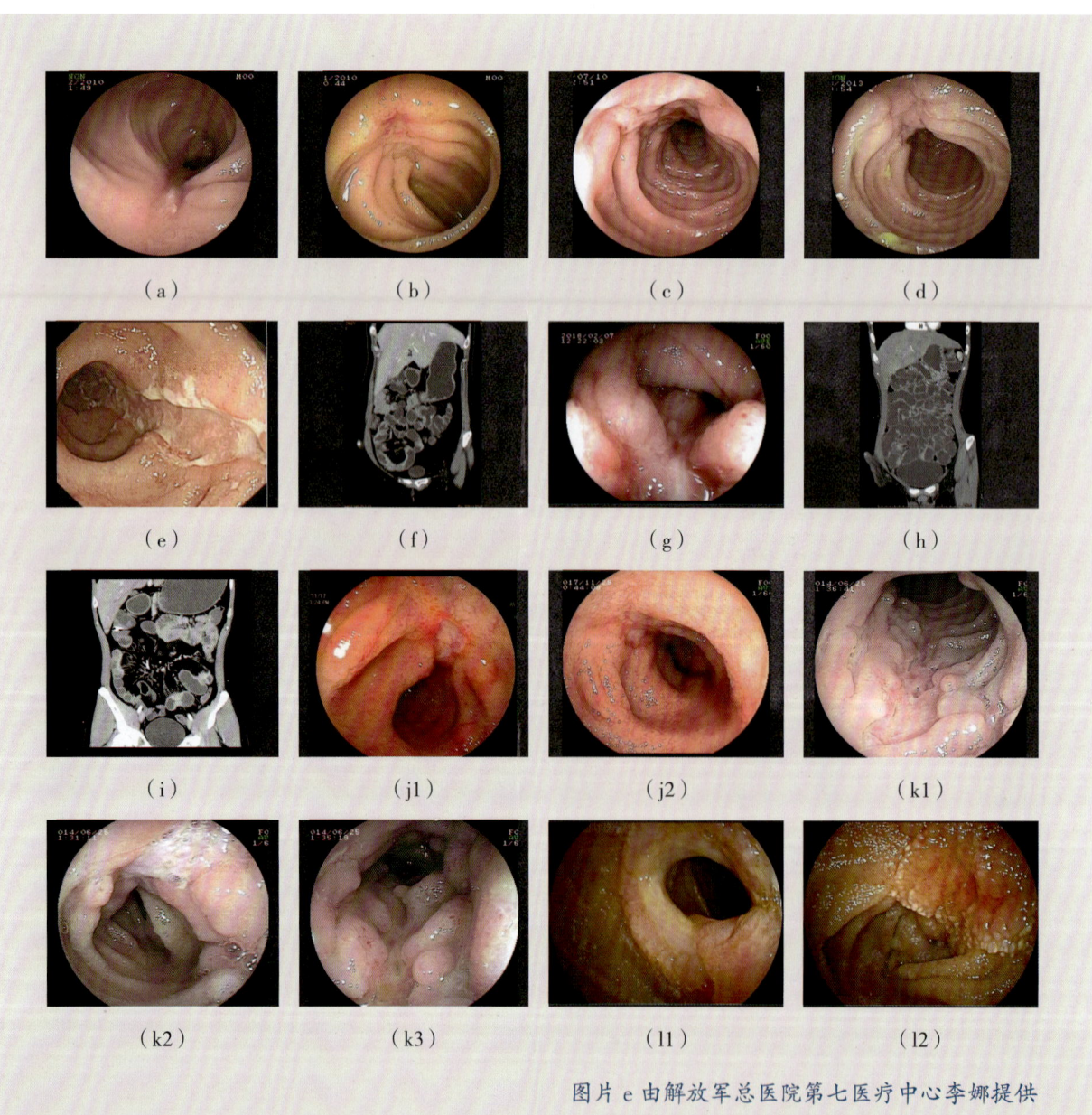

图片 e 由解放军总医院第七医疗中心李娜提供

图片 l 由南京鼓楼医院窦晓坛提供

内镜下主要表现与特征：①病变多位于回肠中下段和右半结肠，也可见于消化道其他部位；②典型表现为节段性分布的偏侧纵行溃疡，可跨越数个皱襞，底部多为白苔（图 a-d）；③溃疡长度可从数厘米到几十厘米不等（图 e），溃疡间黏膜可完全正常；④溃疡早期多位于系膜缘侧（图 f），溃疡周边常有肉芽组织增生，可导致肠腔不同程度狭窄（图 g）。

需要鉴别的疾病：肠结核、肠贝赫切特病、肠道淋巴瘤、回肠孤立性溃疡、药物性肠炎等。

> **相关说明**
>
> 小肠型克罗恩病内镜表现较典型，以纵行溃疡和偏侧分布最具诊断价值；内镜检查范围越大，发现典型表现概率越大。小肠影像学检查（小肠CT和MR）是判断肠壁特征和腹腔并发症（图 h、i）的重要方法，与内镜表现具有良好的互补性（图 d、f 为同一患者）。图 j1、j2 为末端回肠局限性克罗恩病。内镜下见深溃疡呈片状，连续分布者，属内镜重度活动表现（图 k1-k3）。图 b，图 l1、l2 均为单纯累及空肠的克罗恩病。

克罗恩病：结肠／小肠型

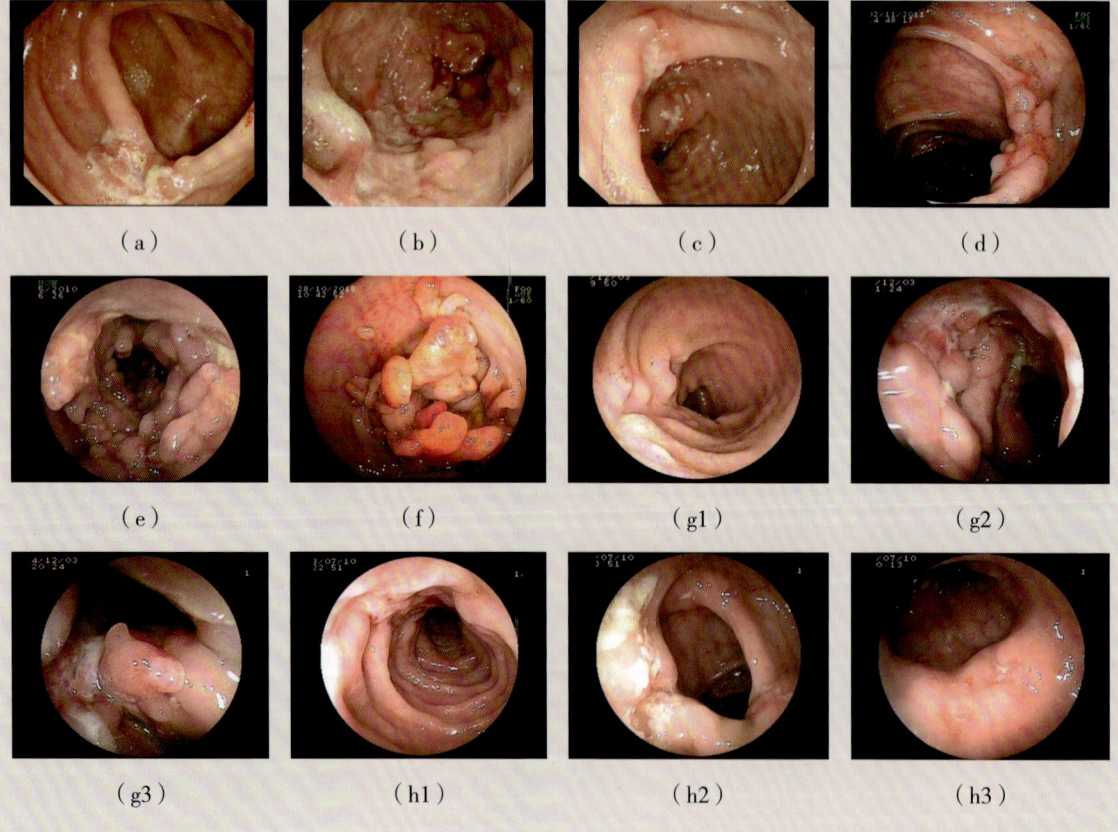

内镜下主要表现与特征：①结肠型克罗恩病多数累及盲肠和升结肠，其次为直肠和结肠其他部位；②结肠型克罗恩病内镜下特征性表现为偏侧纵行溃疡（图a-c）和肉芽组织增生（图d-f）；③升结肠和盲肠部位肉芽组织增生可异常明显，常导致肠腔不同程度狭窄（图e、f）；④直肠和肛周累及时可引起肛管狭窄和内瘘形成（图g3）。

需要鉴别的疾病： 肠结核、肠道淋巴瘤、结肠肿瘤、肠道肉芽肿性疾病、慢性溃疡性结肠炎等。

> **相关说明**
>
> 升结肠肉芽组织明显增生是结肠型克罗恩病的一个重要特征。当小肠和结肠同时受累时，不同部位的炎症、溃疡和肉芽增生程度常有所不同（图g1、g2，图h1、h3），选择治疗方案时需考虑这一因素。

克罗恩病：回盲瓣

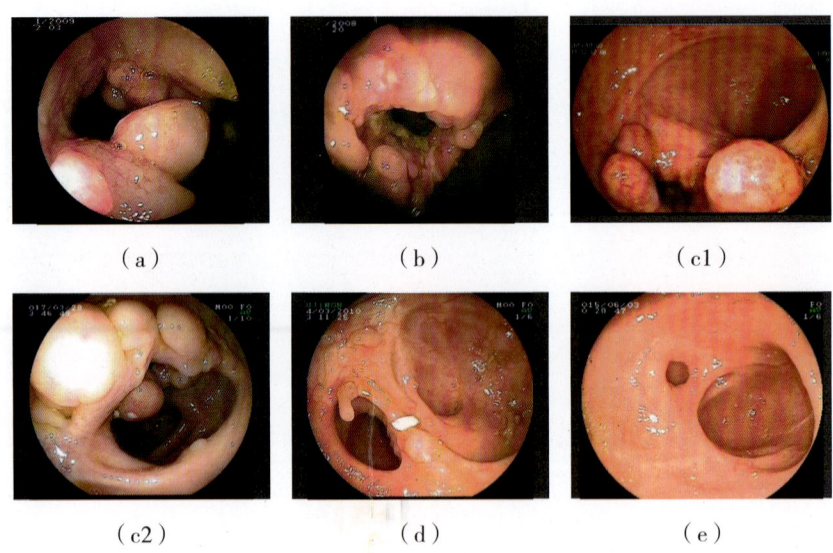

(a)　　　　　(b)　　　　　(c1)

(c2)　　　　　(d)　　　　　(e)

内镜下主要表现与特征：①回盲瓣是克罗恩病累及的常见部位；②瓣口处早期可仅见白苔溃疡，以后溃疡加深、扩大，且多伴有肉芽组织增生，造成瓣口狭窄或堵塞，内镜通过困难（图a、b、c1）；③治疗后，瓣口因溃疡愈合出现瘢痕、增厚、挛缩而变小（图c2）。

需要鉴别的疾病：肠结核、肠贝赫切特病、盲肠淋巴瘤、盲肠上皮性肿瘤等。

> **相关说明**
>
> 肠贝赫切特病时盲肠部可有巨大溃疡但周边增生不明显，同样会造成回盲部及瓣口扭曲、纠集，与克罗恩病的肉芽组织增生不同；即往肠结核自愈或抗结核治疗后，回盲瓣可呈"鱼嘴样"开放（图d、e），内镜通过顺畅，瓣口及周围多有指状假息肉（图d），此为克罗恩病与肠结核的重要鉴别点之一。

克罗恩病：肛周病变

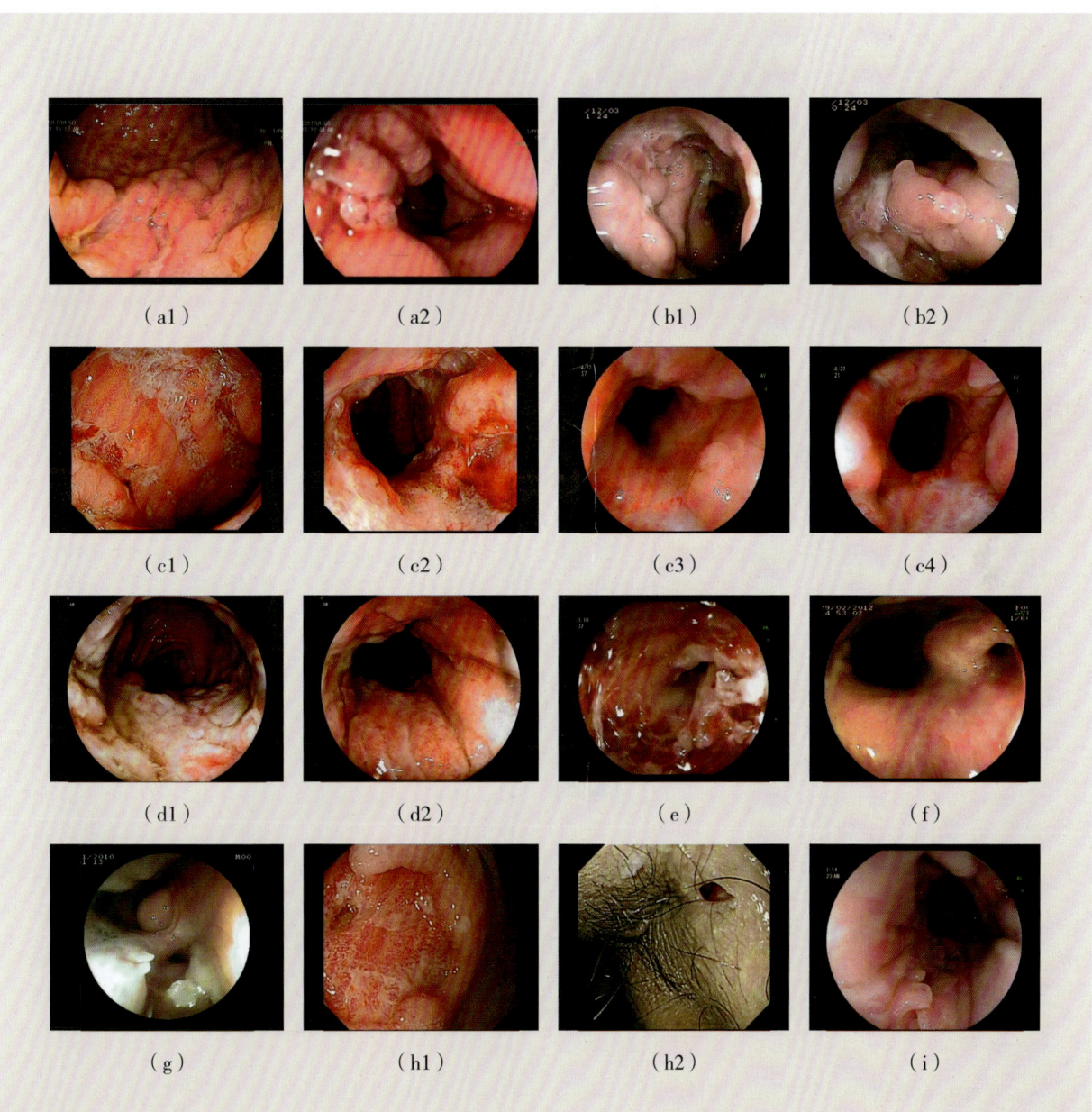

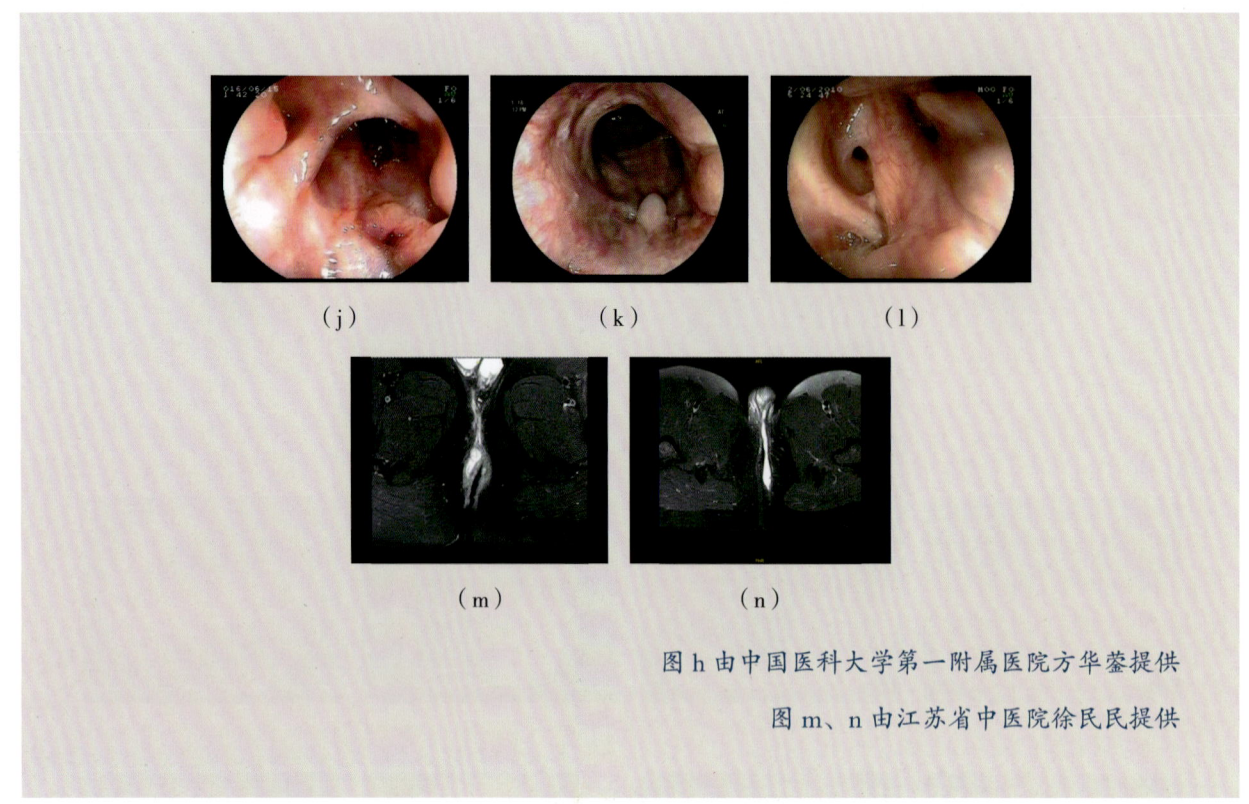

图 h 由中国医科大学第一附属医院方华鋆提供

图 m、n 由江苏省中医院徐民民提供

内镜下主要表现与特征：①肛周病变是克罗恩病常见表现，虽多与肠道病变同时存在（图 a1、b1、c1），但严重程度并不平行（图 a2、b2、c2、d1、d2）；②直肠与肛管同时受累者内镜下多为重症：肛管多处深溃疡、易出血，且有肉芽组织增生瘢痕形成，质地硬，狭窄明显；③长期炎症活动，伴糜烂出血者易有恶变风险（图 e）；④直肠及肛管交界处或肛周皮肤可见各种瘘管开口（图 f–h2）。

需要鉴别的疾病：活动性溃疡性直肠炎，肛管直肠癌；直肠尖锐湿疣、肛管直肠黑色素瘤、晚期直肠神经内分泌肿瘤、直肠黏膜脱垂综合征。

> **相关说明**
>
> 对于肛周病变，因内镜观察肛管困难（注气扩张受限）且停留时间短，常使观察不充分，临床上应常规结合肛周/直肠腔内超声和直肠磁共振成像（图 m、n）协同评估。对病程长、炎症活动明显且不易控制者，需多点活检排除恶变。

特殊案例图片：生物制剂治疗对肛周病变有治疗作用，治疗后愈合能力各不相同，包括部分愈合［图 i–j、图 c1–c4 为抗肿瘤坏死因子治疗前后变化］和完全愈合（图 k–l）。

克罗恩病：上消化道受累（食管）

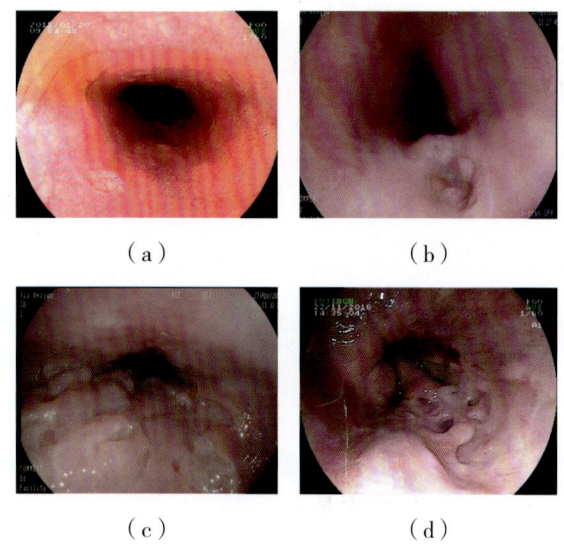

(a)　　　(b)

(c)　　　(d)

内镜下主要表现与特征：①单独食管克罗恩病甚为罕见且不易诊断，多数为肠道存在典型克罗恩病表现伴食管累及；②有食管病变者，部分表现为非特异性炎症，包括食管充血、散在糜烂和阿弗他溃疡（图a）；③部分病例可有食管中下段出现溃疡，形态可为长条状、不规则地图样（图b、c），并伴有不同程度的肉芽组织增生和瘢痕形成（图c、d）。

需要鉴别的疾病：食管贝赫切特病、食管结核病、食管淋巴瘤、放射性食管炎、食管硬皮病及各种食管瘘。

> **相关说明**
>
> 多数累及食管的克罗恩病患者同时具有典型的肠道克罗恩病表现；对于无肠道表现或肠道表现不典型者，食管克罗恩病的诊断应极为慎重。

克罗恩病：上消化道受累（胃）

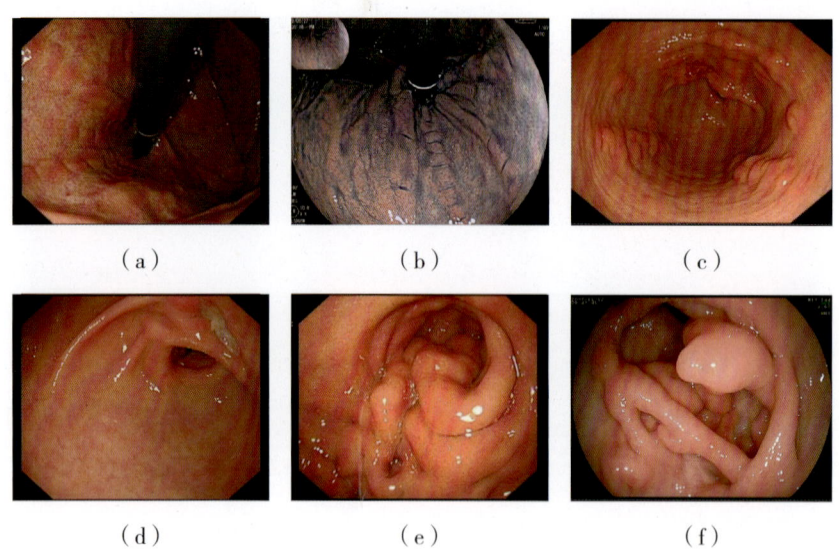

(a) (b) (c)
(d) (e) (f)

图片 b 由南京鼓楼医院窦晓坛提供

内镜下主要表现与特征：①克罗恩病累及胃部并非少见，但内镜下表现多样；②相对多见且较具提示性的表现包括胃底、胃窦部"竹节样外观"（图 a-c）；③可见久治不愈、边界清楚的白苔溃疡（图 d）；溃疡和肉芽组织增生可同时存在，且肉芽增生的程度常较溃疡表现更为显著（图 e）；部分溃疡可被增生的组织包绕或遮盖，或伴有黏膜桥形成（图 f）。

需要鉴别的疾病：消化性溃疡、慢性活动性胃窦炎伴痘疹样增生、胃异位胰腺伴溃疡、胃淋巴瘤、胃肉芽肿性疾病。

> **相关说明**
>
> 胃窦竹节样外观也可见于活动性疣状胃炎等疾病，并非克罗恩病特有。胃镜检查时，对病灶和周围背景黏膜进行多块活检，对确定病变累及部位和早期诊断有重要价值。

克罗恩病：上消化道受累（十二指肠部）

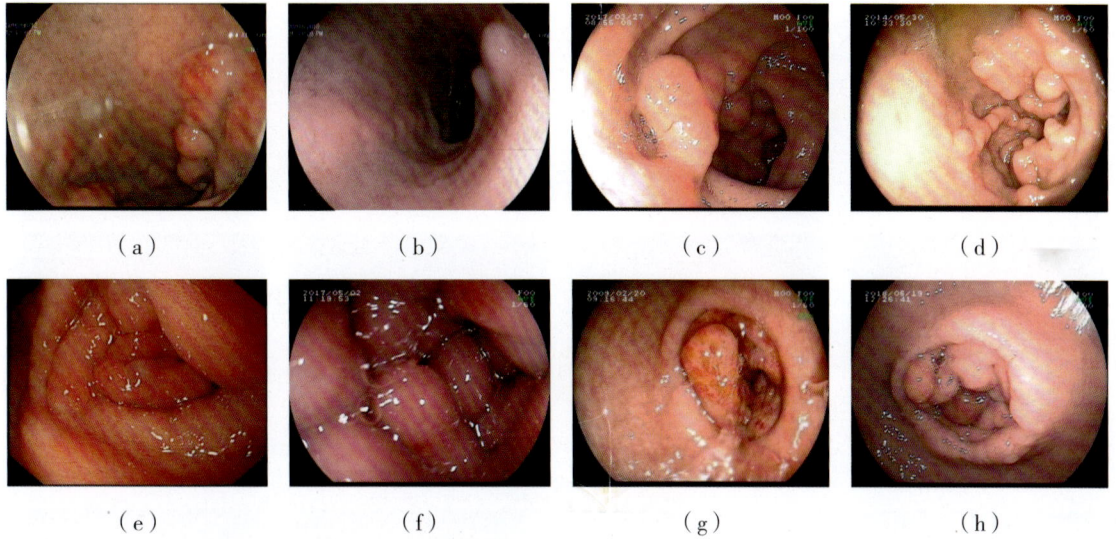

(a)　　　　　　(b)　　　　　　(c)　　　　　　(d)

(e)　　　　　　(f)　　　　　　(g)　　　　　　(h)

内镜下主要表现与特征：克罗恩病累及十二指肠并非少见，无肠道表现时，常被延误诊断；①克罗恩病累及十二指肠球部至降部时，可有表现各异的"竹节样"外观（图a–d）；②十二指肠球部肉芽组织增生可异常明显，其间见散在线状溃疡，即所谓的"肉芽肿性炎症（伴肉芽组织增生）重于溃疡"（图e、f）；③肉芽增生明显时，可呈团簇样，造成管腔狭窄（图g）和梗阻（图h）。

需要鉴别的疾病：十二指肠球部溃疡慢性期、十二指肠腔外压性改变、十二指肠肿瘤、十二指肠瘘。

> **相关说明**
>
> "竹节样"外观在十二指肠球部至降部相对特异；十二指肠球部显著的肉芽组织增生，对于诊断克罗恩病累及该部位具有重要提示价值。

克罗恩病：早期与极早期

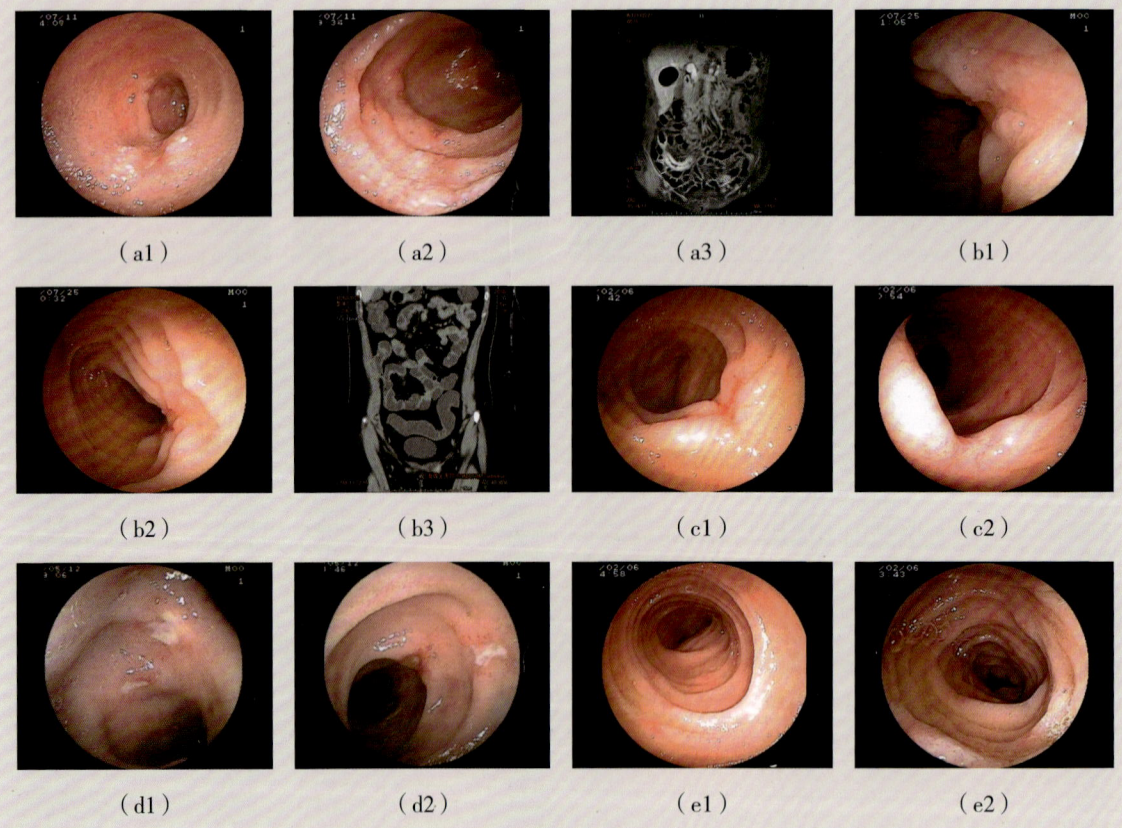

内镜下主要表现与特征：①克罗恩病早期内镜表现在小肠中相对典型；②内镜下表现为节段性、偏侧分布的浅溃疡，大小多为数毫米（图 a1-a2、b1-b2、c1-c2）；③溃疡可呈跳跃式分布或位于相邻数个皱襞顶部（图 d1-d2）；此期内镜下无或仅有轻度肉芽组织增生，多无肠腔狭窄（图 a1-c2）。

需要鉴别的疾病：小肠结核、末端回肠非特异性溃疡、药物性肠道损害、自身免疫性疾病肠道损害等。

> **相关说明**
>
> 内镜下溃疡出现时，部分病例同时存在影像学改变，如节段性肠壁水肿分层、系膜侧肠壁强化等（图 a3、b3）。极早期克罗恩病可表现为同侧相邻小肠皱襞顶部点状糜烂（图 e1、e2）和星状溃疡（图 d1、d2），病情进展后，上述病变可融合形成纵行溃疡。当内镜和临床表现无法确诊时，建议在 6~9 个月后复查内镜，进行动态对比观察。

克罗恩病并发症：狭窄

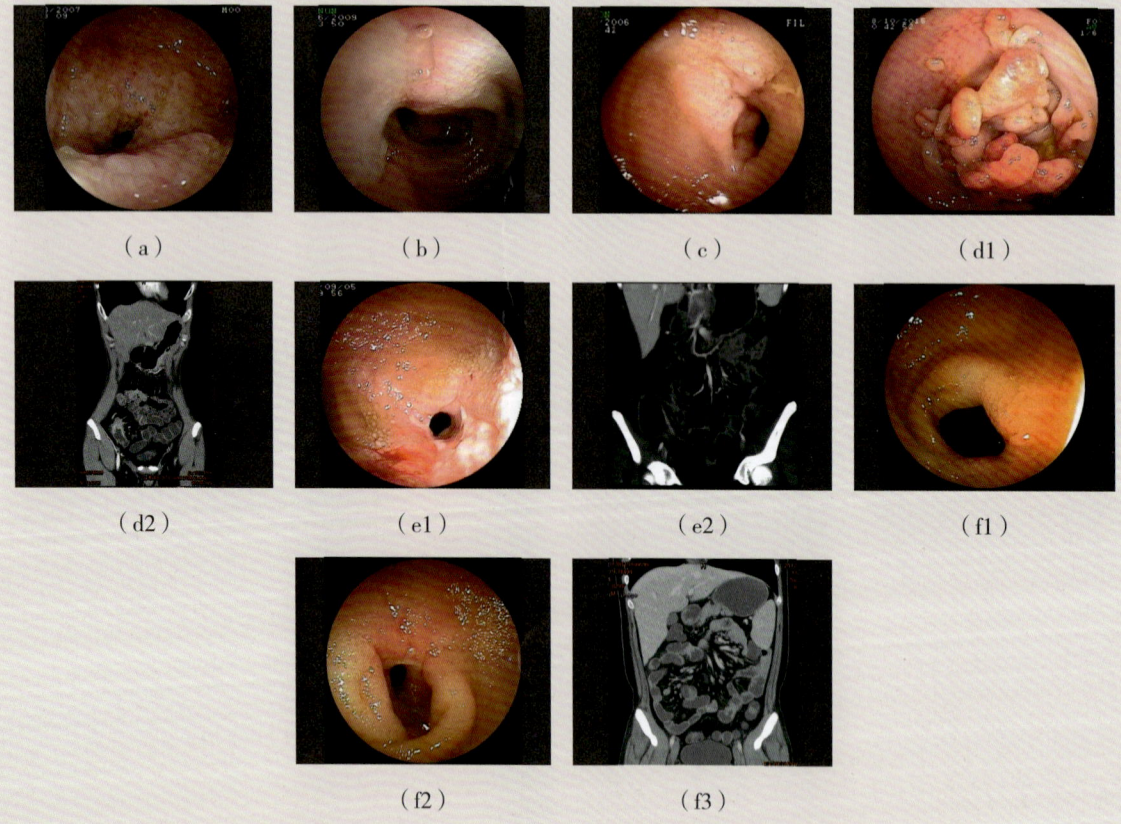

(a)　　　　　(b)　　　　　(c)　　　　　(d1)

(d2)　　　　(e1)　　　　(e2)　　　　(f1)

(f2)　　　　(f3)

内镜下主要表现与特征：①狭窄是克罗恩病的最常见并发症，可发生于消化道任何部位；②狭窄可由肠壁水肿（图a）、溃疡治疗后部分愈合后瘢痕挛缩（图b、e1、e2）、肉芽组织或纤维组织增生（图c、d1、d2）、肠管粘连压迫等所致，内镜下表现为肠腔变小、缩窄和堵塞等；③狭窄多见于十二指肠球部、小肠各段、盲肠和肛周等部位，常为多发性且病因复杂。

需要鉴别的疾病：隐源性多灶性溃疡性狭窄性小肠炎（cryptogenic multifocal ulcerous stenosing enteritis，CMUSE）狭窄（图f1-f3）、各类肠道肿瘤、其他炎症性疾病所致的狭窄、肠外压迫性狭窄。

> **相关说明**
>
> 当肠腔严重狭窄导致内镜无法通过时，可通过影像学检查（小肠CTE/MRE）了解狭窄的特征、部位、数量、与邻近脏器关系等情况，对明确狭窄病因极有帮助。

克罗恩病并发症：消化道出血

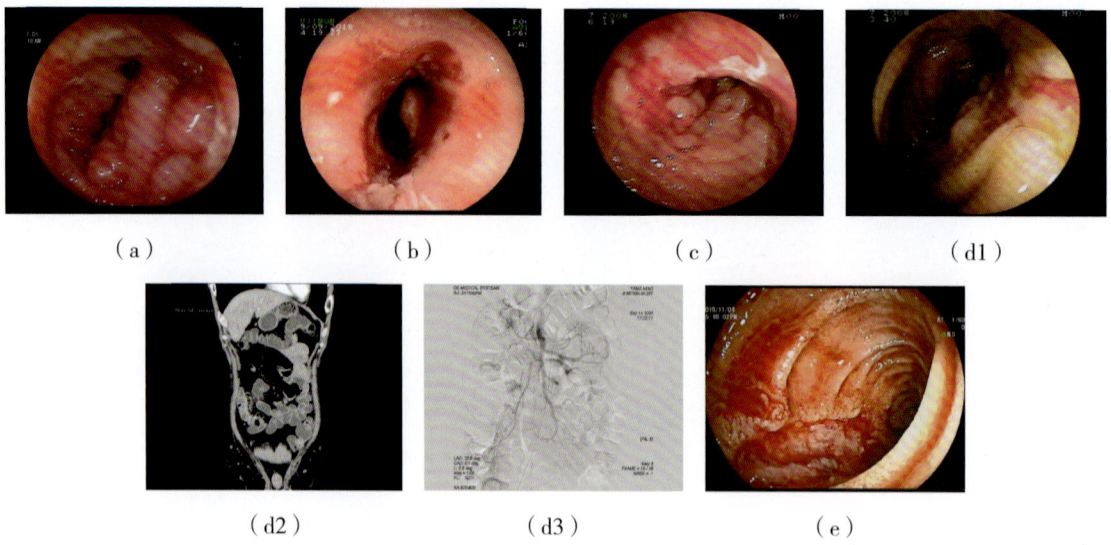

图 e 由安徽医科大学第一附属医院胡静提供

内镜下主要表现与特征： ①克罗恩病消化道出血相对多见于结肠（图 a、b）或回肠中下段病变（图 c、e）；②出血部位可见深大溃疡和新鲜血性液体、血痂或血凝块；但内镜下直接观察到（小肠）活动性出血的概率较低；③出血时内镜下止血的方法包括氩离子凝固术、药物注射和金属夹夹闭，但疗效常不确切；④部分患者出血部位为多发性。

相关说明

急症内镜在定位出血点方面对于有手术指征的患者具有一定意义，但若未见活动性出血，其定位准确性常可疑，且无法排除多灶性出血的可能。

特殊案例的图片： 小肠克罗恩病反复消化道出血的小肠内镜检查、小肠 CT 和数字减影血管造影（digital subtraction angiography，DSA）造影检查，小肠内镜检查（图 d1）和小肠 CT（图 d2）均提示回肠末端活动期病变，但在活动性出血期进行的 DSA（图 d3）检查未发现明确的出血部位。

克罗恩病并发症：瘘管形成

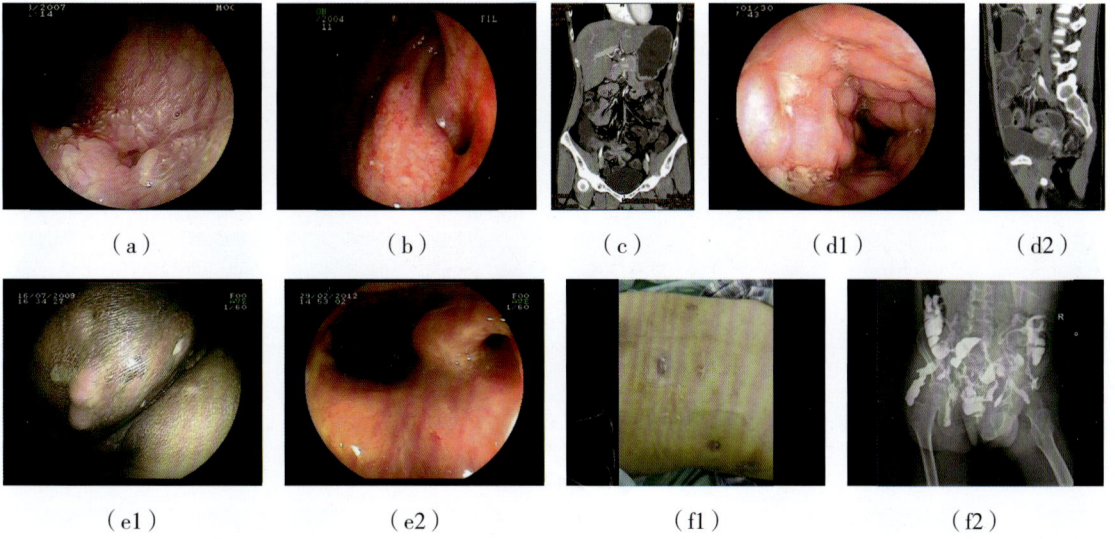

(a)　　(b)　　(c)　　(d1)　　(d2)

(e1)　　(e2)　　(f1)　　(f2)

内镜下主要表现与特征：①克罗恩病可于消化道任何部位形成各种类型的瘘管，但以小肠间瘘（图a、b）和肛周瘘较为常见，内镜下直接观察到内瘘开口的概率不高；②内瘘时，内镜下可表现为凹陷、小孔洞或窦道样开口，周围黏膜可有纠集或内陷；③若瘘管与特殊部位或器官相通，开口处可有气泡、肠液或异常分泌物外溢等。

> **相关说明**
>
> 瘘管影像学检查在诊断上有相对特征性表现（图c）；小肠CT在判断瘘管存在、形态特征和瘘管走向方面的准确性更高（图d1为结直肠克罗恩病内镜，d2提示存在直肠—阴道瘘）。

特殊案例的图片：①复杂性肛周瘘管伴肛旁脓肿，内镜下于直肠肛管交界处发现瘘口（图e1、e2）；②克罗恩病并发复杂瘘管（小肠－结肠－腹腔－皮肤瘘），经瘘管注射造影剂后显示瘘管开口、走向和数量（图f1、f2）。

克罗恩病伴肉芽组织增生

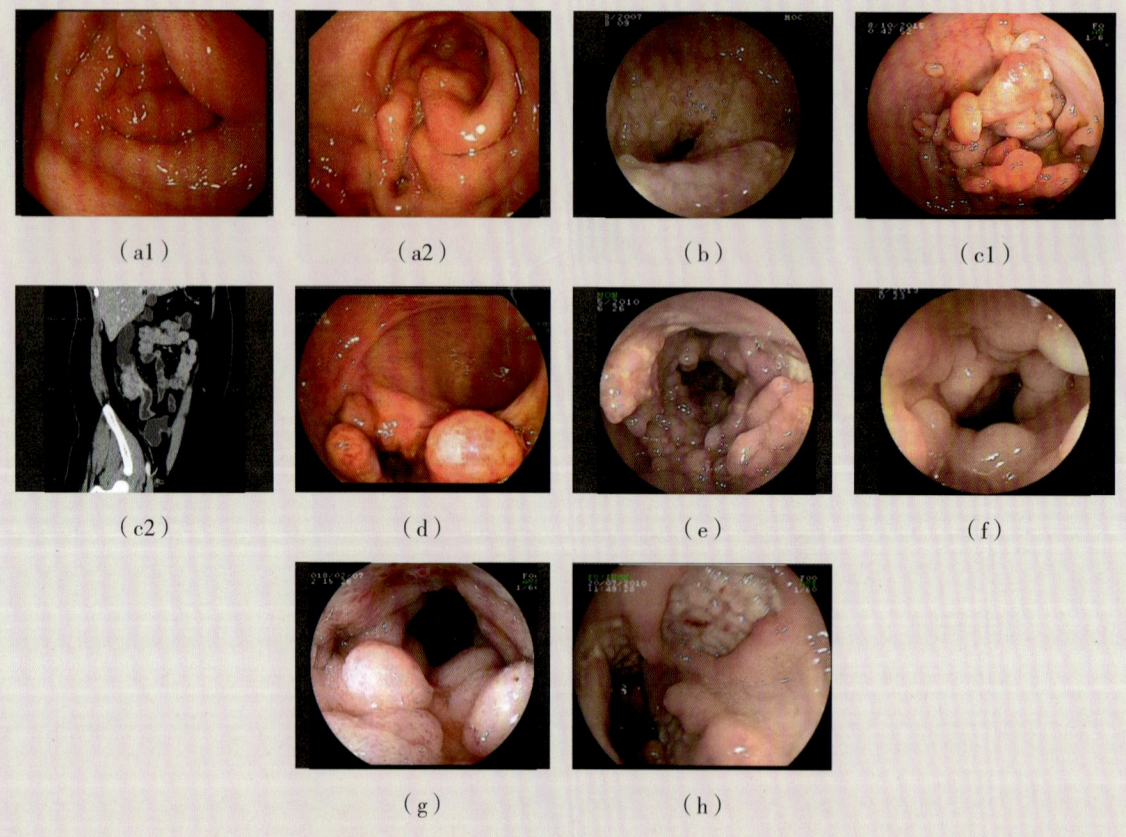

内镜下主要表现与特征：①肉芽组织增生是克罗恩病的重要特征，可发生于消化道任何部位，尤以十二指肠球部（图a1）、回肠下段（图b）、升结肠（图c1）常见；其他部位包括回盲瓣（图d）、降结肠乙状结肠（图e、f）和直肠肛管交界处（图g）等，胃窦（图a2）等部位相对少见。②肉芽组织增生在内镜下表现多样，包括结节样、息肉样、团簇样、铺路石样、缩窄样等。③显著增生可导致管腔狭窄甚至闭合，内镜通过困难。

需要鉴别的相关疾病：各种炎性/增生性息肉、黏膜下肿瘤、肠道淋巴瘤、肠结核、缺血性结肠炎等。

> **相关说明**
>
> 当肉芽组织增生导致狭窄时，影像学检查是评估增生特征、狭窄程度和近段肠管病变情况的重要手段（图c2）。儿童克罗恩病患者多以溃疡为主要表现，伴肉芽组织增生及狭窄者相对少见且程度通常较轻（图h）。

克罗恩病术后吻合口复发

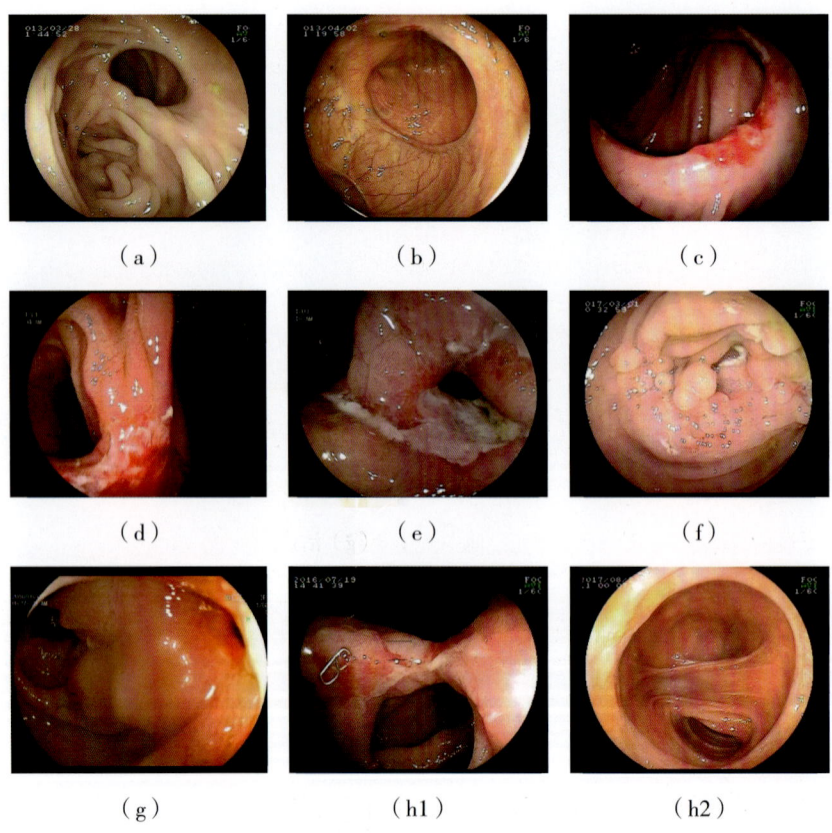

（a）　　　　　　　　（b）　　　　　　　　（c）

（d）　　　　　　　　（e）　　　　　　　　（f）

（g）　　　　　　　（h1）　　　　　　　（h2）

内镜下主要表现与特征：吻合口黏膜病变及特征是判断克罗恩病术后复发的主要依据。术后 6 个月的内镜检查结果为评估复发的重要时间基准。图 a 为正常吻合口黏膜，早期复发者吻合口黏膜可表现为不同程度的糜烂或溃疡（图 b-d），但管腔通畅；严重复发者吻合黏膜可出现巨大溃疡（图 e）、肉芽组织增生（图 f）和狭窄（图 g）。

需要鉴别的相关疾病：吻合口缺血性溃疡、腺瘤形成和医源性狭窄。

相关说明

对于确诊为克罗恩病术后吻合口复发者，应及早启动或强化相关治疗，并定期内镜复查评估疗效（图 h1、h2）。

克罗恩病治疗前后改变

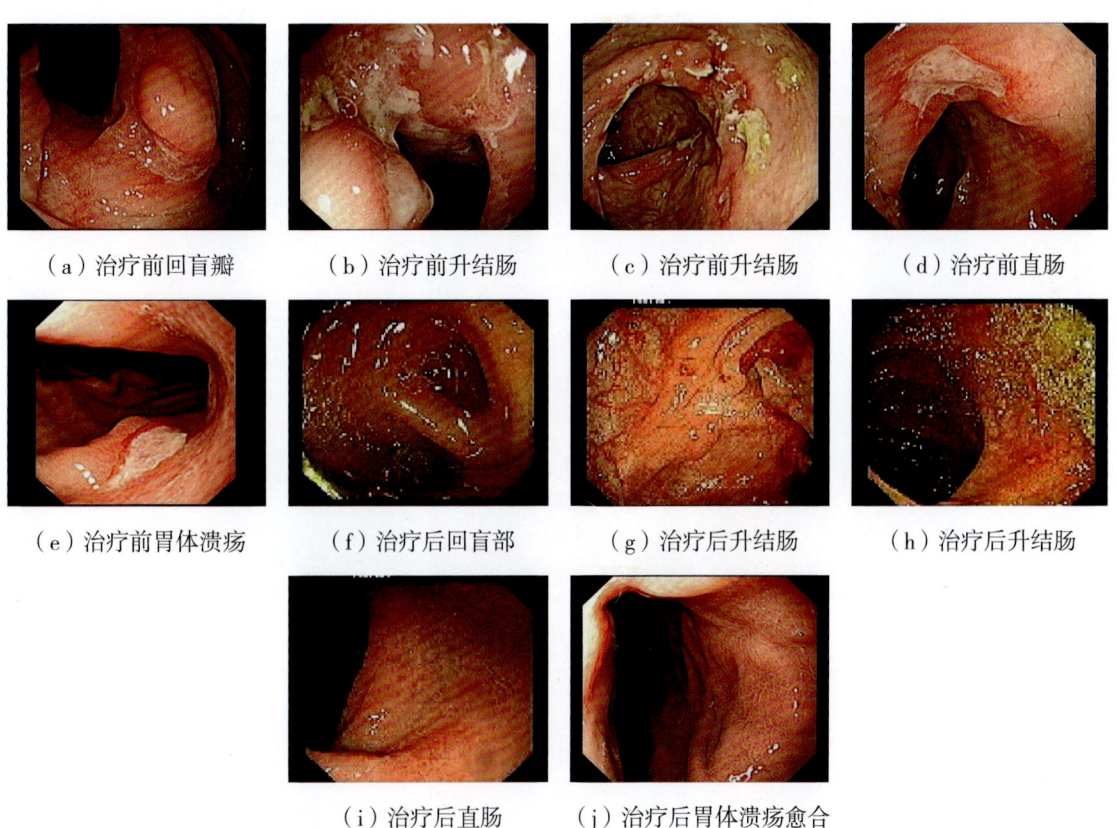

(a) 治疗前回盲瓣　　(b) 治疗前升结肠　　(c) 治疗前升结肠　　(d) 治疗前直肠
(e) 治疗前胃体溃疡　(f) 治疗后回盲部　　(g) 治疗后升结肠　　(h) 治疗后升结肠
(i) 治疗后直肠　　(j) 治疗后胃体溃疡愈合

内镜下主要表现与特征：图 a-d 示从回盲瓣到直肠的多节段性、不规则溃疡，溃疡间黏膜正常，且周边肉芽组织增生不明显；图 e 示同一患者胃体溃疡。经过生物制剂治疗后，图 f-i 显示结肠原溃疡基本愈合，仅残留少量阿弗他溃疡；图 j 为胃镜复查显示胃体溃疡愈合。

需要鉴别的相关疾病：肠结核、肠贝赫切特病、肠道感染、肠道淋巴瘤。

> **相关说明**
> 克罗恩病内镜下典型表现为跳跃性分布、纵行溃疡及黏膜呈铺路石样改变，而内镜下非典型表现仍很常见，诊断时需结合临床特征、生化改变及内镜表现和影像学改变进行综合分析。

克罗恩病治疗后改变

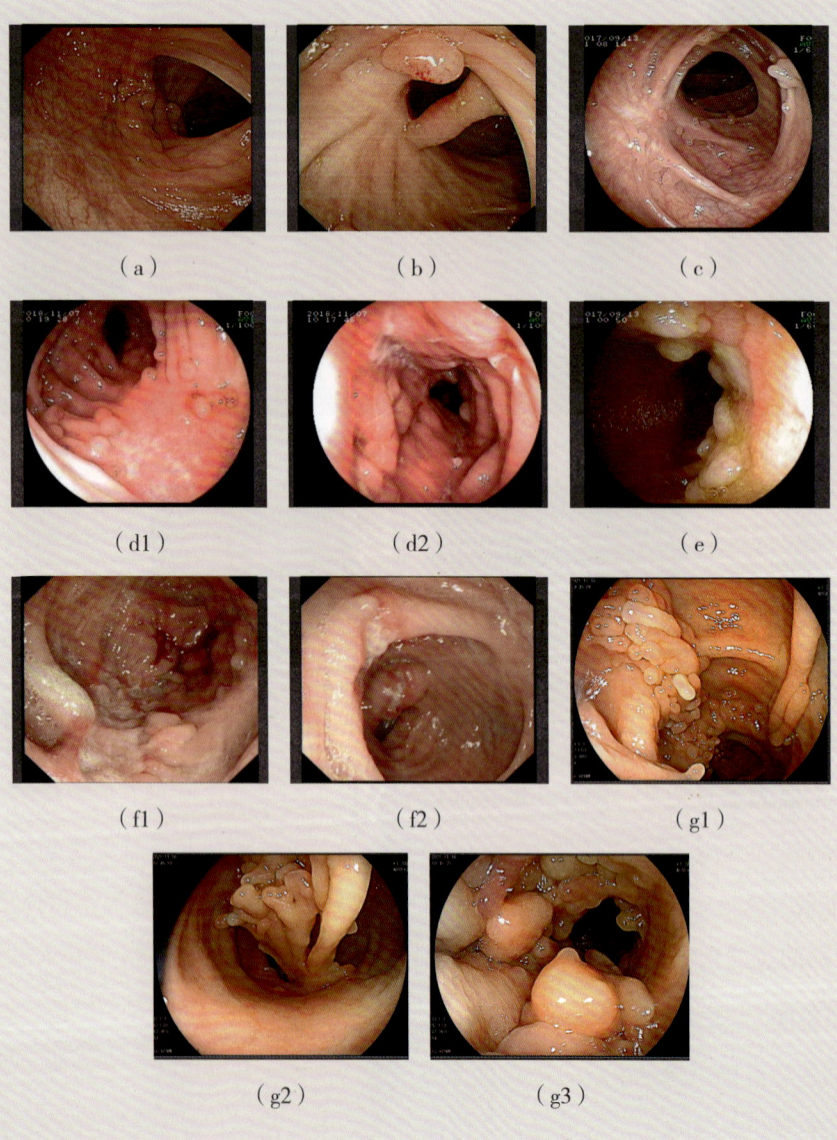

内镜下主要表现与特征：克罗恩病治疗后，内镜下可呈现多种变化，临床上以黏膜愈合（即炎症、糜烂或溃疡的消失）程度作为判断标准。①黏膜愈合：黏膜充血、水肿或糜烂完全消失，溃疡愈合，可见各种形态的瘢痕和假息肉形成（图a-c）；②黏膜部分愈合：黏膜充血、水肿减轻，溃疡不同程度缩小但仍未消失；不同部位的愈合能力可不一致（图d1-d2、图e）；③内镜下改善或无变化：与原先病变相比仅有轻度好转，包括水肿、充血减轻，而溃疡无愈合趋势（图f1、f2）；④治疗后黏膜增生性改变：生物制剂等起效快、疗效强的治疗药物，会诱导黏膜迅速修复且导致上皮息肉样增生（图g1-g3）。

需要鉴别的疾病：肠结核、肠贝赫切特病、溃疡性结肠炎、缺血性结肠炎等治疗后改变。

> **相关说明**
>
> 对于克罗恩病，在内镜复查以前，应详细了解既往的内镜检查结果，相同部位治疗前后的动态比较是判断疗效的基础；内镜与影像学结合或隔年间歇复查，可更客观地反映治疗前后的整体变化。

克罗恩病回肠造口术后

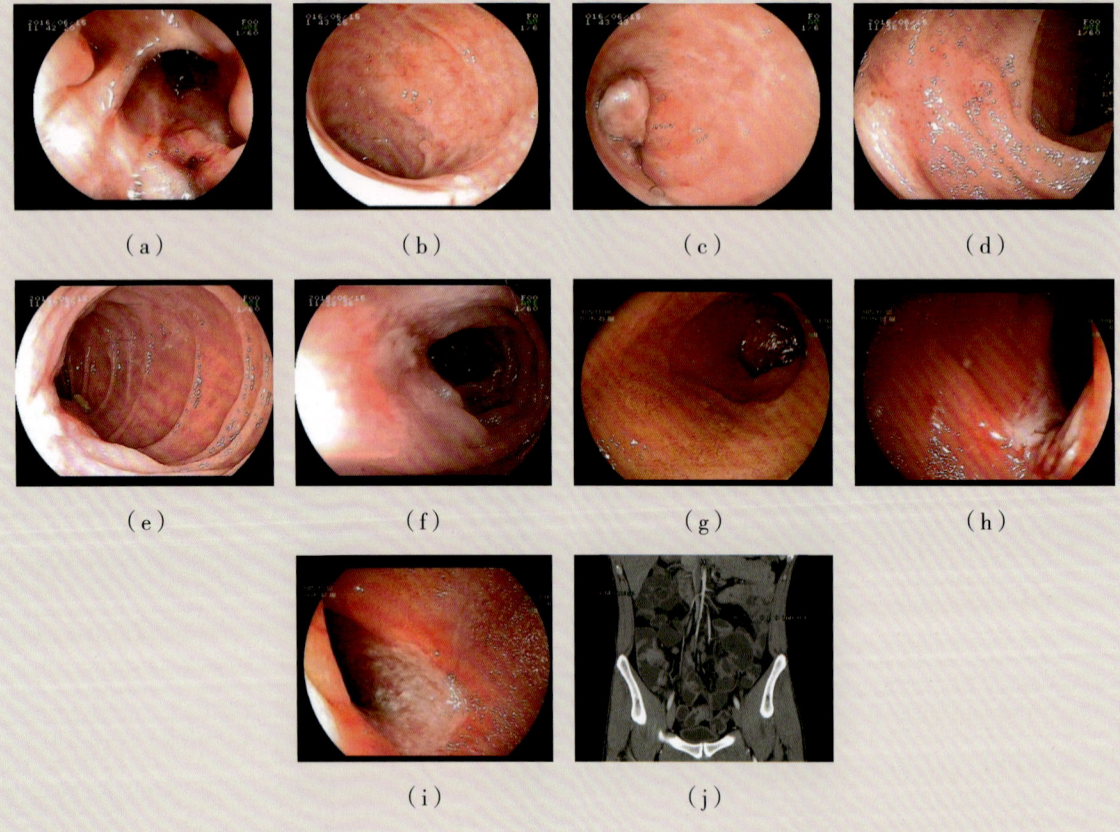

内镜下主要表现与特征：克罗恩病行局部肠管切除和回肠造口术后，经造口内镜检查是判断肠道炎症特征的主要手段；关闭造口前应对相关肠段（包括失功结肠、造口近段小肠等）行常规内镜检查。图 a-j 为行末段回肠 + 右半结肠切除术、末端回肠造瘘术数月后内镜检查结果：图 a 为肛门直肠部，图 b 为失功结肠，图 c 为结肠盲端，图 d-f 为经造口近段小肠黏膜，图 g-j 为小肠内镜经回肠造口评估近端小肠黏膜和行小肠 CT 了解全小肠病变情况。

> **相关说明**
>
> 克罗恩病肠段切除术后小肠造口患者，在不同时间点行内镜（包括从造口及肛门分别进镜）和影像学复查，结合影像学检查结果，对全面评估病情，决定后续治疗方案有重要意义。检查所用内镜应视手术情况、造口位置和检查范围而定，因小肠壁薄、盘曲和可能的粘连等，优先推荐使用胃镜或气囊式小肠镜。

溃疡性结肠炎：经典内镜表现

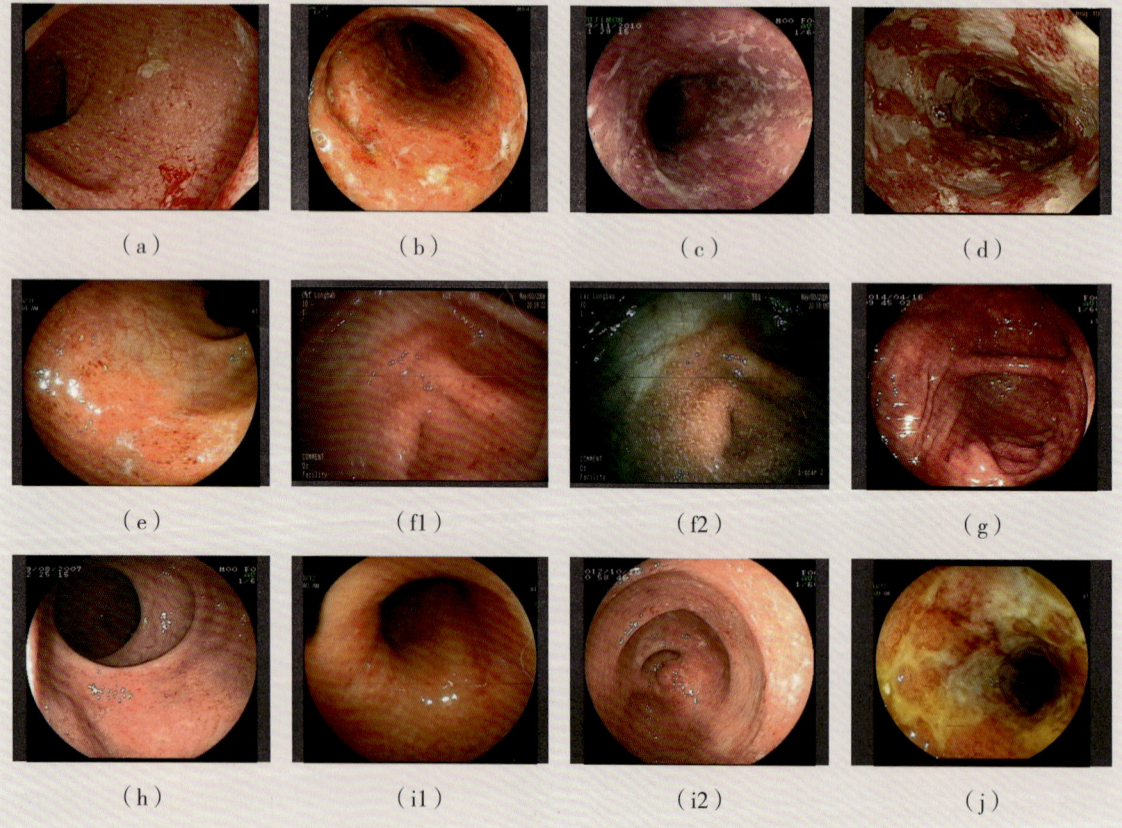

内镜下主要表现与特征：①溃疡性结肠炎主要累及结直肠，少部分累及末端回肠；②内镜下经典表现为受累部位黏膜弥漫和连续性炎症改变（图 a–c），包括充血、水肿，上皮颗粒样改变（"湿砂纸征"，图 a），针尖样或片状糜烂或溃疡（图 b–d）；③病变区域与正常黏膜有明确的分界线（图 e–f）；④部分患者病变以直肠最为严重，向近端结肠逐渐减轻。

需要鉴别的疾病：感染性结肠炎、艰难梭菌感染、缺血性结肠炎、嗜酸性粒细胞性结肠炎、结肠克罗恩病等。

> **相关说明**
>
> 部分溃疡性直肠乙状结肠炎可同时累及阑尾开口及周围或盲肠部（图 f、g），电子染色对观察轻型病变和分界线很有帮助（图 f2、h）。少部分患者（尤其是儿童）可表现为某一段结肠单独受累，而无直肠炎症（"直肠豁免"）（图 i1、i2）。精确判断分界线位置对确定美沙拉嗪类药物方案有意义（图 j 为仅有乙状结肠病变）。

溃疡性结肠炎：各节段特征

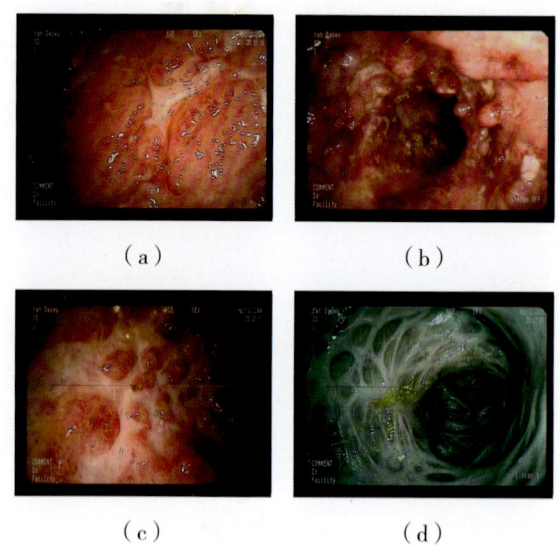

(a) (b) (c) (d)

内镜下主要表现与特征：溃疡性结肠炎内镜下有某些基本特征，但在不同节段可有其特殊表现：在直肠和乙状结肠段表现为典型的连续性充血水肿、糜烂和浅溃疡等（图a）；降结肠段除炎症和溃疡外，更多表现为息肉样增生（图b）；而横结肠段常有片状黏膜剥脱和缺失，残留上皮呈现孤岛状（图c）；升结肠和盲肠可见节段性上皮缺失，管壁呈网格状、溶洞样或憩室样凹陷，且无上皮结构，代之以纤维瘢痕改变（图d）。

需要鉴别的疾病：感染性结肠炎、结肠克罗恩病、肠结核治疗后等。

溃疡性结肠炎时的某些特殊表现：病变跳跃式分布；倒灌性回肠炎

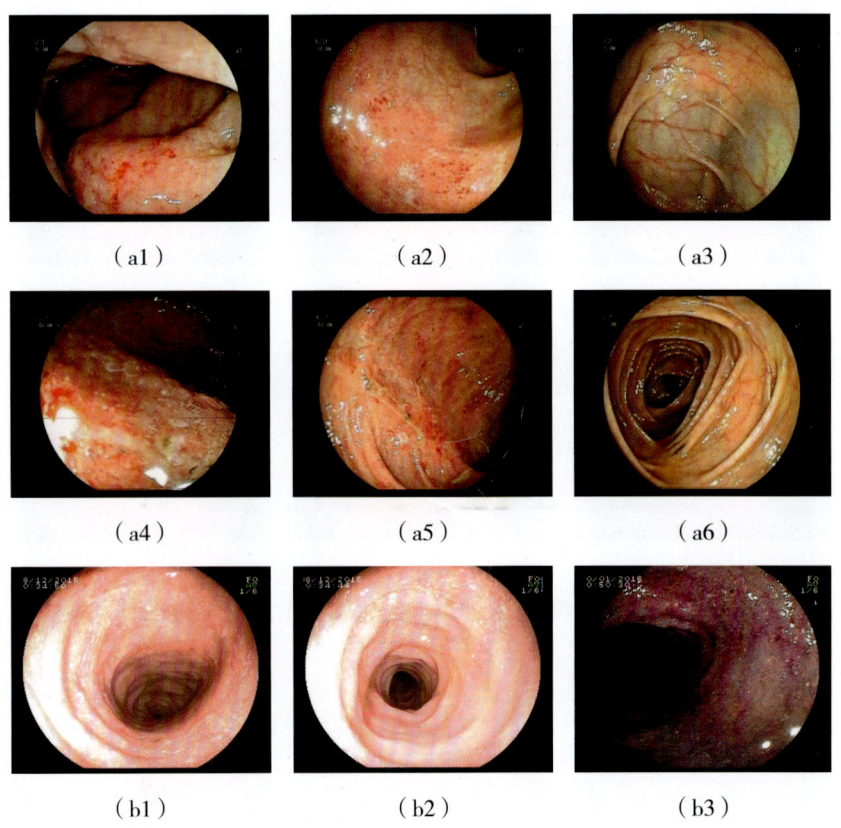

（a1）　（a2）　（a3）
（a4）　（a5）　（a6）
（b1）　（b2）　（b3）

内镜下主要表现与特征：溃疡性结肠炎在多数情况下内镜下表现较为一致，即病变为连续、弥漫性，以水肿、糜烂和不同程度溃疡为主，远端重、近端轻。但部分患者可呈现少见和非经典特点，包括病变呈跳跃式分布和倒灌性回肠炎，前者指两个病变节段间有正常黏膜间隔；后者指部分全结肠型患者，其相关炎症可出现在回盲瓣上方 10～20 cm 的末端回肠。

> **相关说明**
>
> 溃疡性结肠炎时跳跃性病变可见直肠、乙状结肠可见病变（图 a1、a2），降结肠和脾曲黏膜正常（图 a3）；肝曲部存在长约 10 cm 的炎性改变（图 a4、a5），升结肠黏膜完全正常（图 a6）。而倒灌性回肠炎时末端回肠存在炎症改变（白光内镜见图 b1、b2；电子染色内镜见图 b3）。

溃疡性结肠炎时的特殊表现：上消化道及小肠累及

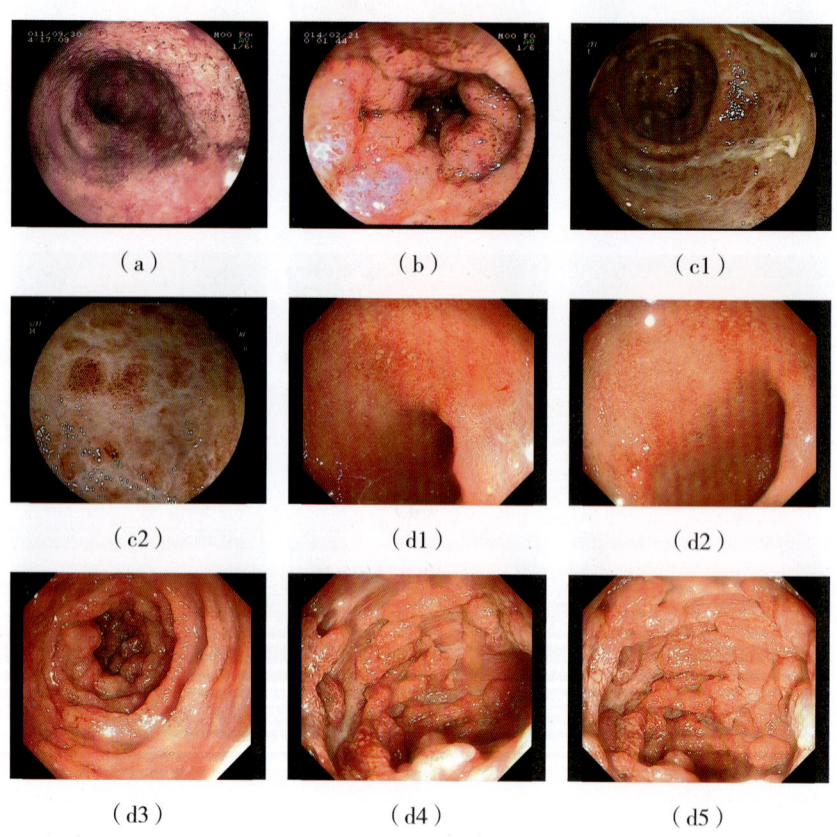

(a)　　(b)　　(c1)

(c2)　　(d1)　　(d2)

(d3)　　(d4)　　(d5)

内镜下主要表现与特征：溃疡性结肠炎药物治疗后或复发时内镜下表现多样。①初发时内镜下呈典型的表现（图a、b）；治疗后部分患者表现为良好的黏膜愈合改变，而另一部分患者表现为炎症未完全消失的"部分黏膜愈合"或"内镜下改善"变化（图c1、c2）。②疾病复发或全结肠切除后，少部分患者可出现上消化道或小肠的炎症和溃疡改变。图d显示结肠部位炎症发作时伴发的十二指肠球部炎症（图d1、d2）、球降交界处炎症（图d3）以及空肠上段的异常改变（图d4、d5）。

需要鉴别的疾病：肠道感染性疾病、自身免疫性疾病肠道累及、缺血性小肠炎、过敏性紫癜累及肠道、肠道淀粉样变性等。

溃疡性结肠炎合并巨细胞病毒感染

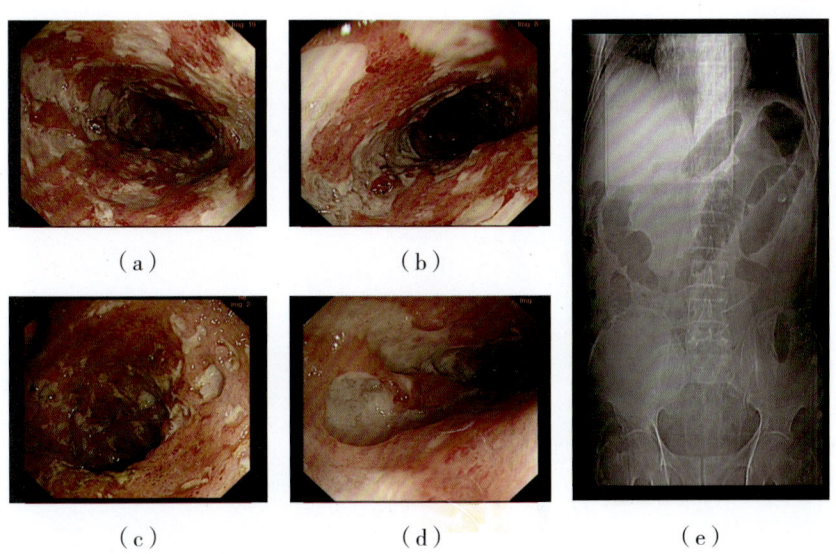

（a）　　　　（b）　　　　（e）

（c）　　　　（d）

内镜下主要表现与特征：溃疡性结肠炎典型的内镜表现为黏膜弥漫性、连续性充血、水肿和糜烂，以及形态各异的溃疡。合并某些特殊感染时，可在此基础上出现相应的特征性改变：合并巨细胞病毒感染时，可见形态多样（包括圆形、椭圆形、地图样不规则等）的深凿样溃疡，边界清晰，底部覆白苔（图 a-d）；合并局部或全结肠扩张（"巨结肠"）的诊断则主要依赖影像学检查结果（图 e）。

需要鉴别的疾病：慢性活动性溃疡性结肠炎、巨结肠类缘病、慢性便秘、结肠型克罗恩病、艰难梭菌感染性结肠炎等。

> **相关说明**
>
> 溃疡性结肠炎合并巨细胞病毒感染的内镜表现与其他类别病毒感染（如EB病毒）有一定相似性，病毒类型的确认需根据组织活检标本的免疫组化检查、血液病毒载量和特殊类型抗体测定结果等作综合判断。

溃疡性结肠炎合并黏膜增生性疾病

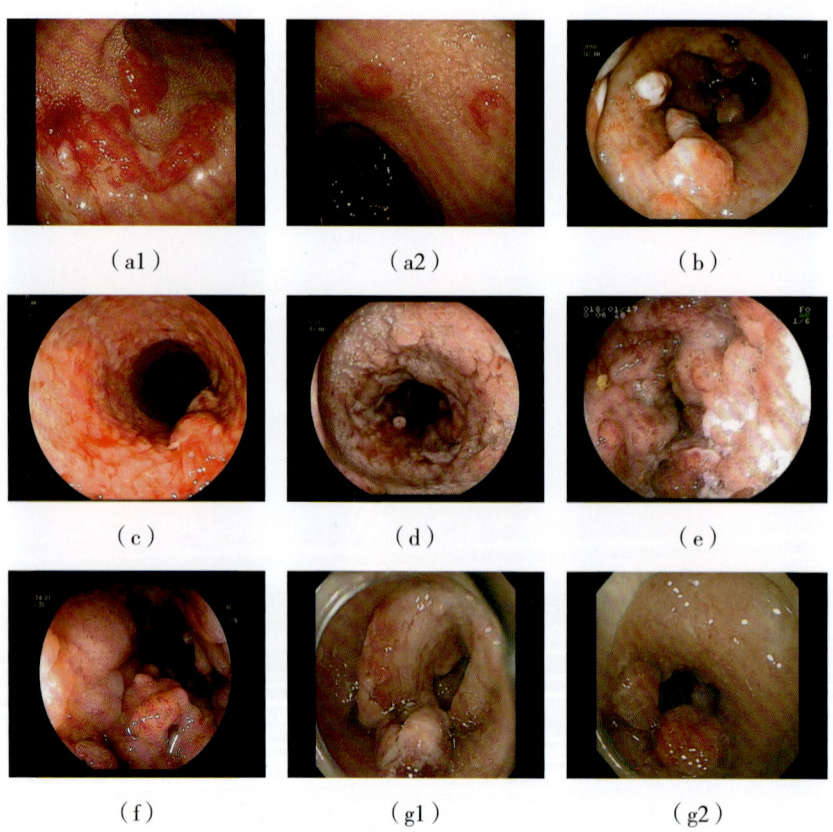

(a1)　　　　　(a2)　　　　　(b)

(c)　　　　　(d)　　　　　(e)

(f)　　　　　(g1)　　　　　(g2)

图 g 由浙江省中医院徐丽提供

内镜下主要表现与特征：长期炎症控制不佳或疾病间歇活动的溃疡性结肠炎患者，易继发黏膜增生或增殖性疾病；炎症快速修复可形成假息肉样增生。炎症基本控制者，残留性炎症部位可引起散发或片状增生性病变（图 a1、a2）。疾病活动明显者可在炎症背景的基础上伴发各种增生性改变（图 c、d），包括腺瘤性息肉和/或异型增生。严重增生者见大量息肉增生可堵塞肠腔，造成内镜通过困难（图 e、f）。增生性病变主要发生于左半结肠（图 b、d、g1–g2）。

需要鉴别的疾病：肠道散发性上皮肿瘤、结肠息肉病、慢性缺血性肠病、结肠克罗恩病伴肉芽组织增生、肠道肉芽肿性疾病等。

> **相关说明**
>
> 对增生性病灶应采取多点、多块组织活检，活检时应标注部位。因增生性病灶或治疗后瘢痕形成造成肠腔狭窄，内镜无法通过时，需警惕狭窄近端黏膜存在恶性病灶的可能。

溃疡性结肠炎治疗后的黏膜改变

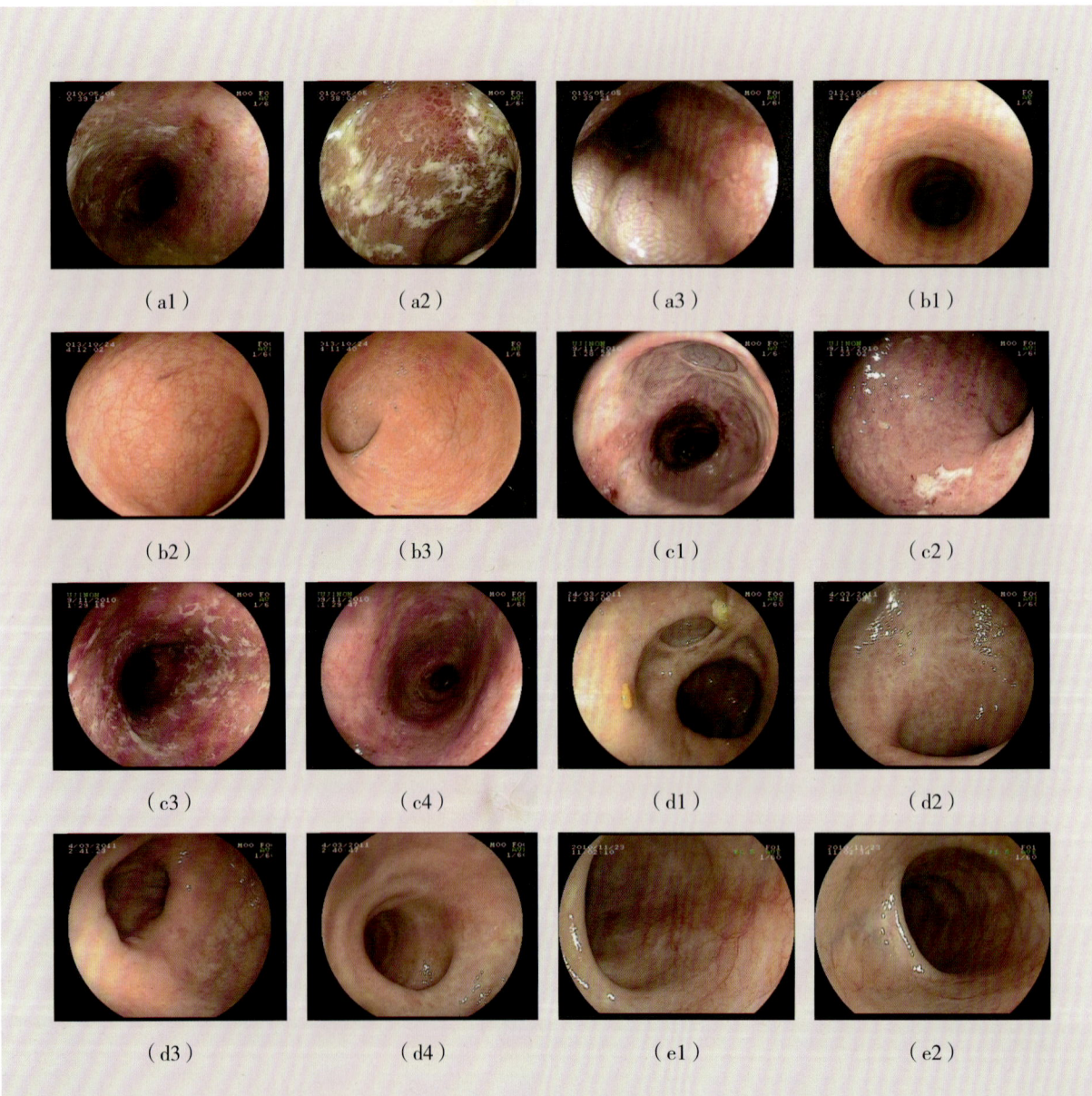

(a1) (a2) (a3) (b1)
(b2) (b3) (c1) (c2)
(c3) (c4) (d1) (d2)
(d3) (d4) (e1) (e2)

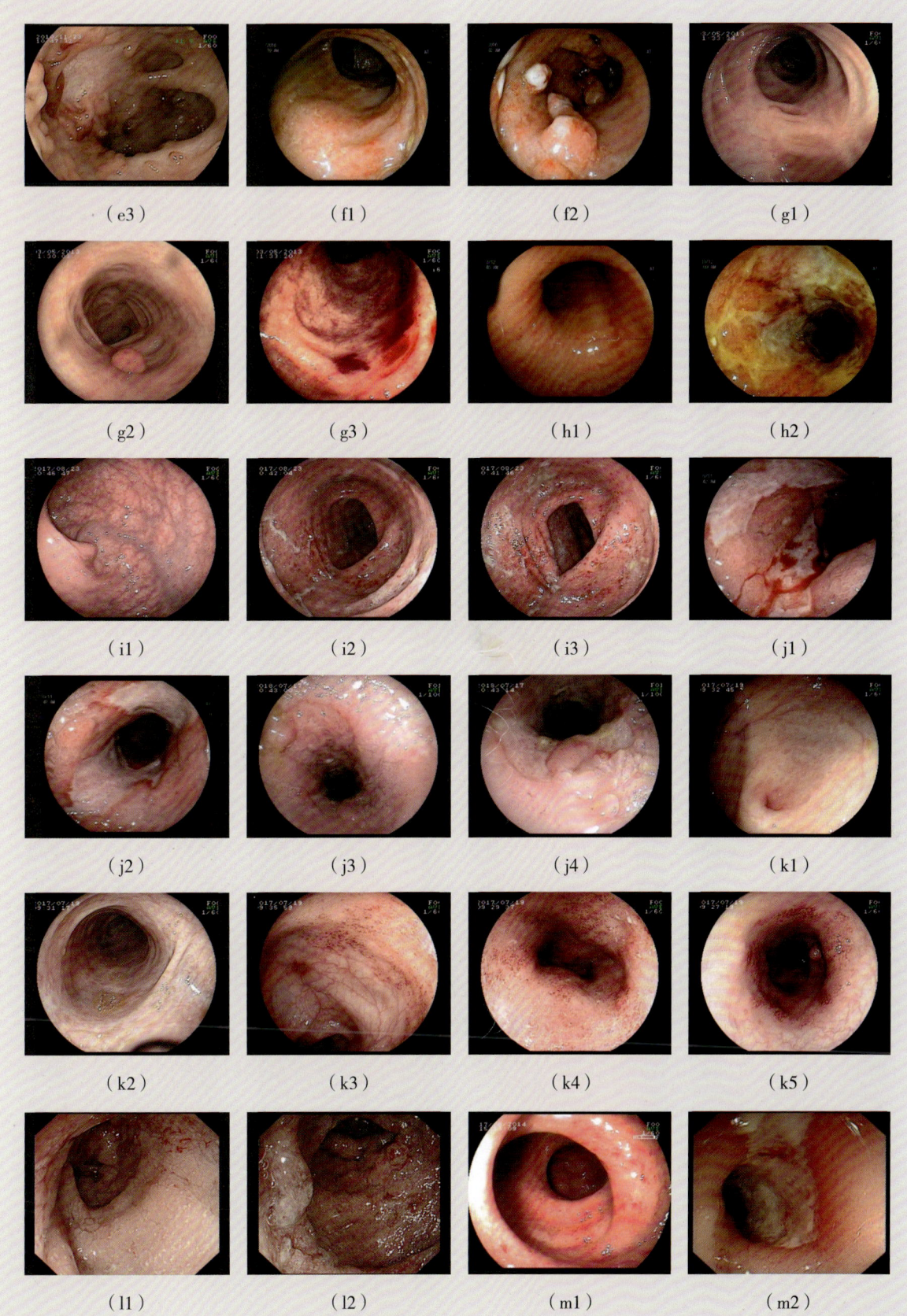

(e3) (f1) (f2) (g1) (g2) (g3) (h1) (h2) (i1) (i2) (i3) (j1) (j2) (j3) (j4) (k1) (k2) (k3) (k4) (k5) (l1) (l2) (m1) (m2)

内镜下主要表现与特征：溃疡性结肠炎药物治疗后内镜表现可有多种变化，主要从溃疡糜烂、黏膜充血水肿、上皮炎性改变和血管纹理四个方面对比观察。根据以上指标，治疗后内镜表现可分为：①黏膜愈合：原有炎症、溃疡等各种异常完全消失、血管纹理重新显现，内镜下趋于正常。②黏膜部分愈合（或称内镜下改善）：大部分溃疡和炎症消失，但仍有局部区域存在炎症、血管纹理模糊不清。③内镜下无改变或加重：炎症仅部分缓解，或出现大片融合性溃疡，病变范围无明显缩小甚至扩大。

> **相关说明**
>
> 溃疡性结肠炎的内镜评估应从溃疡大小和形态变化、黏膜炎症程度和血管纹理清晰度，以及是否出现并发症等方面综合评估；在内镜评估检查前，必须了解患者进行溃疡性结肠炎诊断时的基础内镜特征，以便作对比。内镜复查评估之前，需要详细了解前期的治疗方案、组合和疗程。

特殊案例的图片：溃疡性左半结肠炎（降结肠、乙状结肠和直肠）治疗前后内镜变化（治疗前图a1-a3、治疗后图b1-b3），黏膜愈合。溃疡性结肠炎（E3型，全结肠型，直肠-横结肠），治疗后黏膜基本愈合（治疗前图c1-c4、治疗后图d1-d4），仅直肠尚有轻度血管纹理模糊（图d4）。溃疡性结肠炎治疗后长期无炎症状态（黏膜愈合图e1、e2），部分节段见炎性假息肉形成（图e3）。E2型溃疡性结肠炎治疗15个月后，部分黏膜愈合（图f1），但部分肠段见多发炎性增生性息肉形成（图f2）。溃疡性结肠炎治疗后白光内镜下黏膜基本愈合（图g1），且见瘢痕形成和散发腺瘤性息肉（图g2），电子染色后观察见上皮内仍有炎症存在、血管纹理结构紊乱（图g3）。E2型溃疡性结肠炎美沙拉嗪栓剂治疗为主直肠部位愈合良好（图h1）；口服剂量不足，导致降乙结肠炎症持续存在（图h2）。美沙拉嗪口服和栓剂均足量治疗后，直肠黏膜愈合（图i1），而降乙结肠仍有轻度炎症存在（图i2、i3）。慢性炎症状态的降乙结肠（图j1、i2），经2年左右生物制剂治疗后，炎症部分减轻、溃疡变浅，但仍未愈合（图j3、i4）。E3型溃疡性结肠炎治疗后部分黏膜炎症减轻但仍未彻底消失，阑尾孔炎症存在（图k1），横结肠黏膜基本愈合（图k2），降结肠-乙状结肠黏膜连续性充血水肿，近远端均有分界线（图k3-k5），散在息肉增生（图k5），直肠黏膜完全愈合，血管纹理重现（图k5）。长期激素依赖患者直肠（图l1）和乙状结肠（图l2）黏膜改变。长期低剂量不规则治疗后乙状结肠改变（图m1、m2）。

溃疡性结肠炎并发症：合并病毒感染

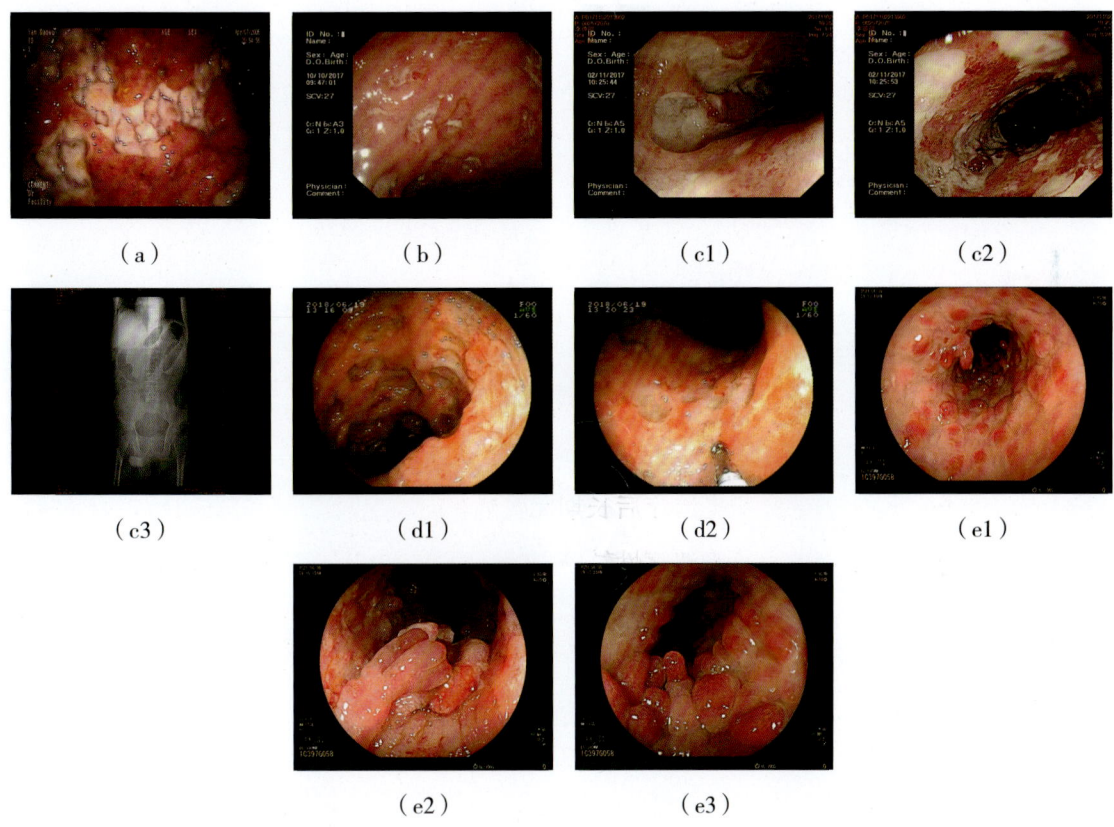

(a)　(b)　(c1)　(c2)　(c3)　(d1)　(d2)　(e1)　(e2)　(e3)

内镜下主要表现与特征：溃疡性结肠炎合并病毒感染时，内镜下常表现兼有溃疡性结肠炎和病毒感染的双重特征。①内镜下溃疡性结肠炎的背景表现包括弥漫性连续性充血、水肿和糜烂（图a、b、c1、d1）；可见形态多样（包括针尖样、地图样不规则等）和深浅不一的溃疡。②肠道黏膜病毒感染后特征性表现为在炎症背景上出现深凿样圆形或椭圆形溃疡，边界清晰，底部覆白苔（图a、c1、d1）。③病程演变。急性期肠壁充血水肿明显，可伴自发性出血；慢性期溃疡相对变浅（图b、d2），原大片样溃疡处可出现肉芽组织或息肉样增生，残留上皮呈孤岛样。

需要鉴别的疾病：结肠型克罗恩病、肠道多发性息肉病、感染性结肠炎、慢性缺血性肠病等。

相关说明

肠道病毒感染内镜表现有一定特征性，但无法直接判断病毒的具体类型。图a、b、c为溃疡性结肠炎合并巨细胞病毒感染；图c3为提示有局限性巨结肠改变；图d1、d2为溃疡性结肠炎合并EB病毒感染；图e1-e3为合并EB病毒感染治疗后的稳定期表现。

溃疡性结肠炎全结肠切除术后储袋炎

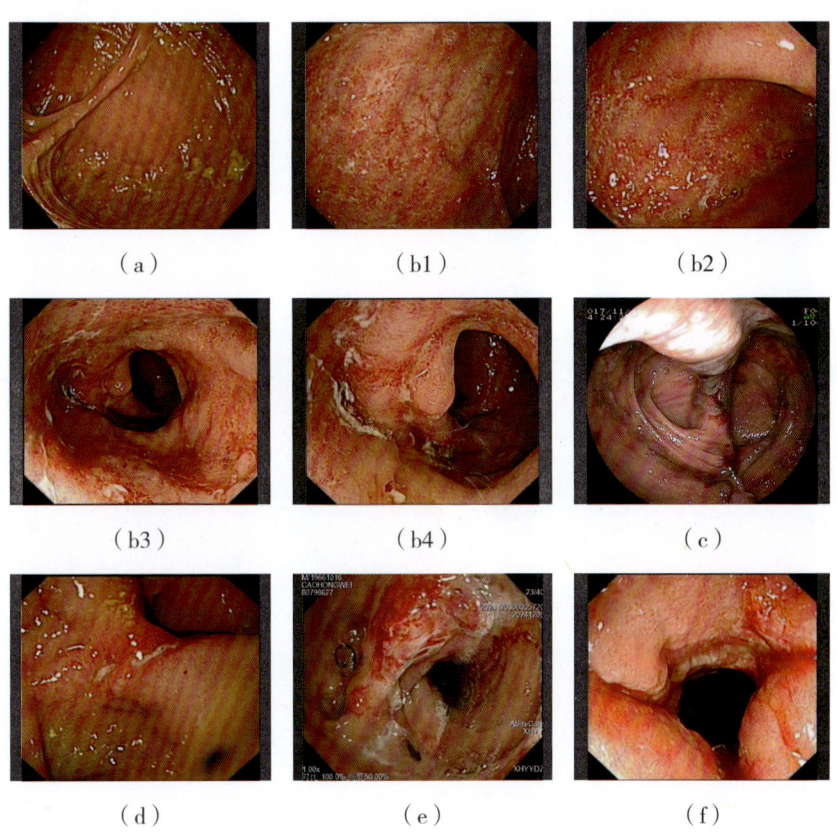

图片由上海交通大学医学院附属新华医院葛文松提供

内镜下主要表现与特征：全结肠切除后，以末端回肠构建储袋是一种非常特殊的临床状态。内镜检查时应按顺序依次观察不同部位，主要包括输入部肠管（进入储袋部分的小肠）、输出部肠管（连接储袋和肛管的部分）、储袋盲端部肠管（储袋顶端）、整个囊袋即中央鞍部（储袋主体）（图a），以及封套部（储袋与肛管交界区域）。储袋及周围炎症表现非常多样：储袋壁黏膜可有不同程度水肿、充血、糜烂或溃疡，通常会累及四周（图b1-b4）；缺血性炎症时可见片状不对称充血、炎症或溃疡（图c、d）；瘘管或窦道多见于鞍部附近或输出部（图e）；封套炎时，封套部黏膜皮肤连接部可出现水肿、糜烂或出血（图f）。

需鉴别的相关疾病：溃疡性结肠炎病灶残留性炎症、结肠克罗恩病储袋炎、感染性储袋炎、缺血性储袋炎、自身免疫性储袋炎等。

> **特殊说明**
>
> 对于储袋炎，应详细了解回肠储袋肛管吻合术（ileoanal pouch anal anastomosis，IPAA）的适应证、储袋炎发生时间及内镜特征；治疗后需定期评估疗效和转归。

溃疡性结肠炎合并肠外表现

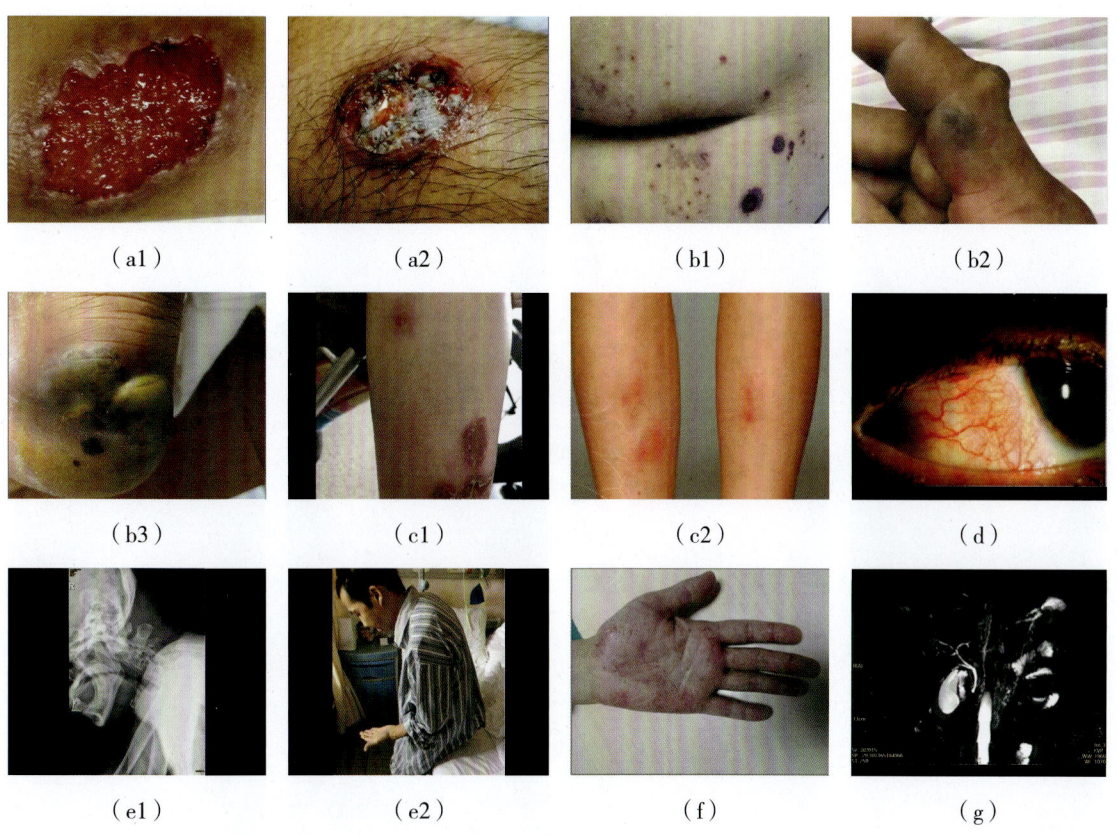

（a1）　　　（a2）　　　（b1）　　　（b2）

（b3）　　　（c1）　　　（c2）　　　（d）

（e1）　　　（e2）　　　（f）　　　（g）

临床表现与特征：溃疡性结肠炎除消化道症状外，还可累及皮肤、关节、眼睛及肝胆系统等全身其他部位，这些异常改变统称为肠外表现（extrain testinal manifestations，EIMs）。肠外表现的出现可与肠道炎症活动不同步出现，其严重程度未必与肠道炎症相关。在IBD的诊疗中，需明确是否存在EIMs至关重要，并会影响治疗药物的选择。溃疡性结肠炎常见的肠外表现包括：坏疽性脓皮病（图a1、a2）、中性粒细胞破碎性血管炎（图b1、b2）、结节性红斑（图c1、c2）、急性葡萄膜炎（图d）、强直性脊柱炎（图e1、e2）、银屑病样皮损（图f）、早期原发性硬化性胆管炎（图g）。

消化道贝赫切特病

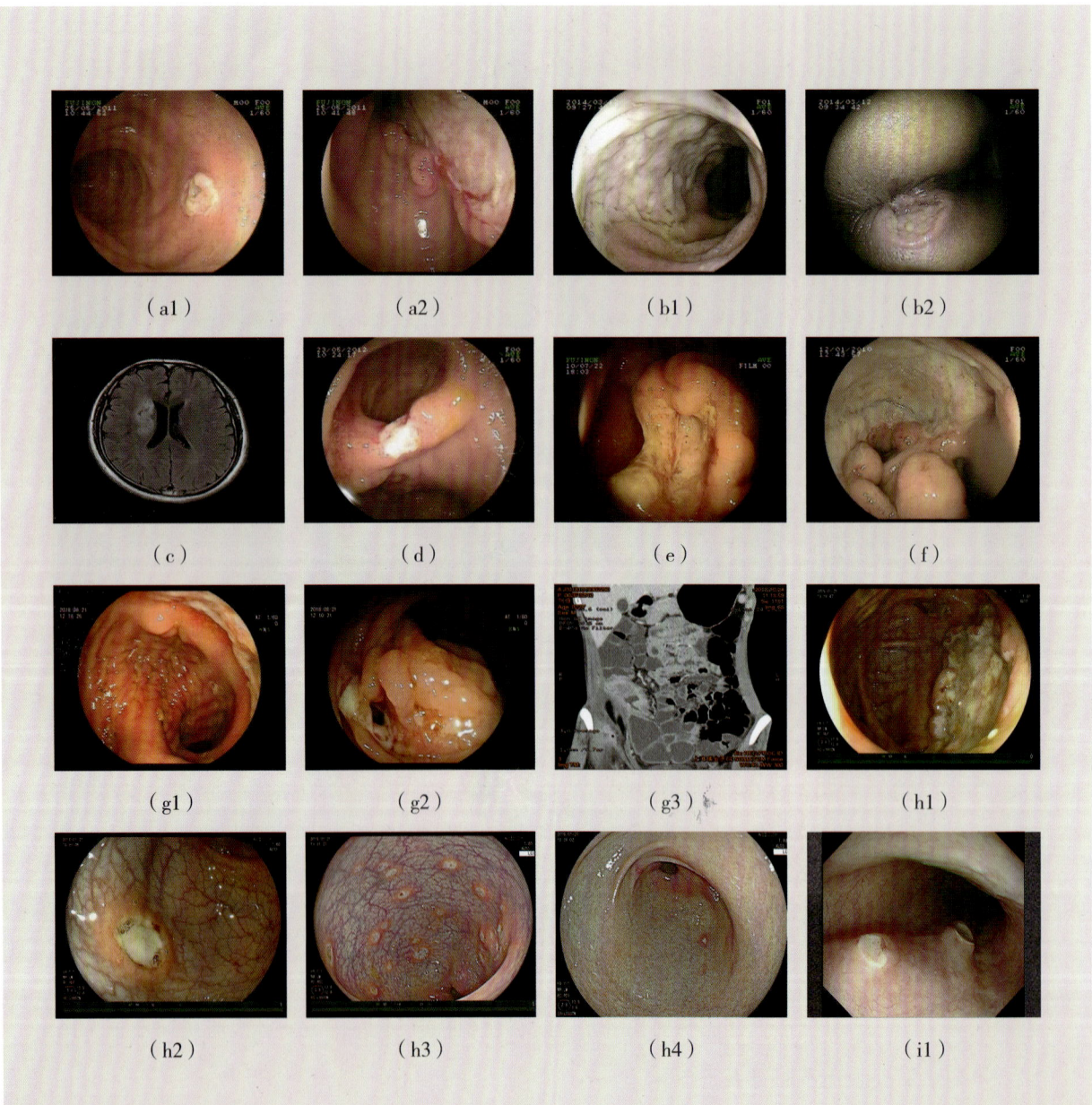

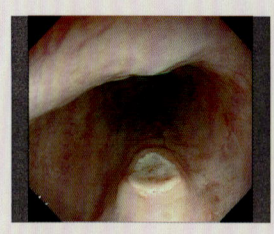 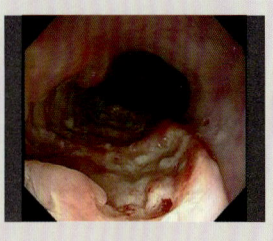

（i2）　　　　　　　（j）

图 h 由陆军军医大学新桥医院杨丽提供
图 i 由南京鼓楼医院张晓琦提供
图 j 由解放军总院第七医学中心杜树文提供

内镜下主要表现与特征：消化道贝赫切特病（肠贝赫切特病）的核心内镜表现为黏膜多发溃疡和糜烂，好发部位依次为食管（图 i1-i3、j）、口腔、末端回肠（图 a1）和盲肠（图 a2）为主。肠贝赫切特病特指回肠末端和/或盲肠的特征性溃疡：溃疡数通常在 5 个以下，溃疡形态特征为边界清晰、底部平坦伴白苔（图 b1），多为圆形或椭圆形（图 d、f、g1），大小可从 1 cm 到 10 cm 不等或 10 cm 以上（图 a2、b1、f、h1）。并发症可见部分深溃疡可发生穿透（图 g2、g3）；部分溃疡周边可见轻度环形隆起（图 h1、h2、e）。

需鉴别的相关疾病：肠结核、克罗恩病、肠道淋巴瘤、感染性肠炎、末端回肠孤立性溃疡等。

> **特殊说明**
>
> 　　肠贝赫切特病除了累及消化道外，还可累及皮肤（图 b2）、关节、眼睛、生殖器、肺、肾脏、神经系统（图 c）等。3%~5% 的肠贝赫切特病可累及整个消化道（如全结肠，图 h3；胃，图 h4）。

乳糜泻

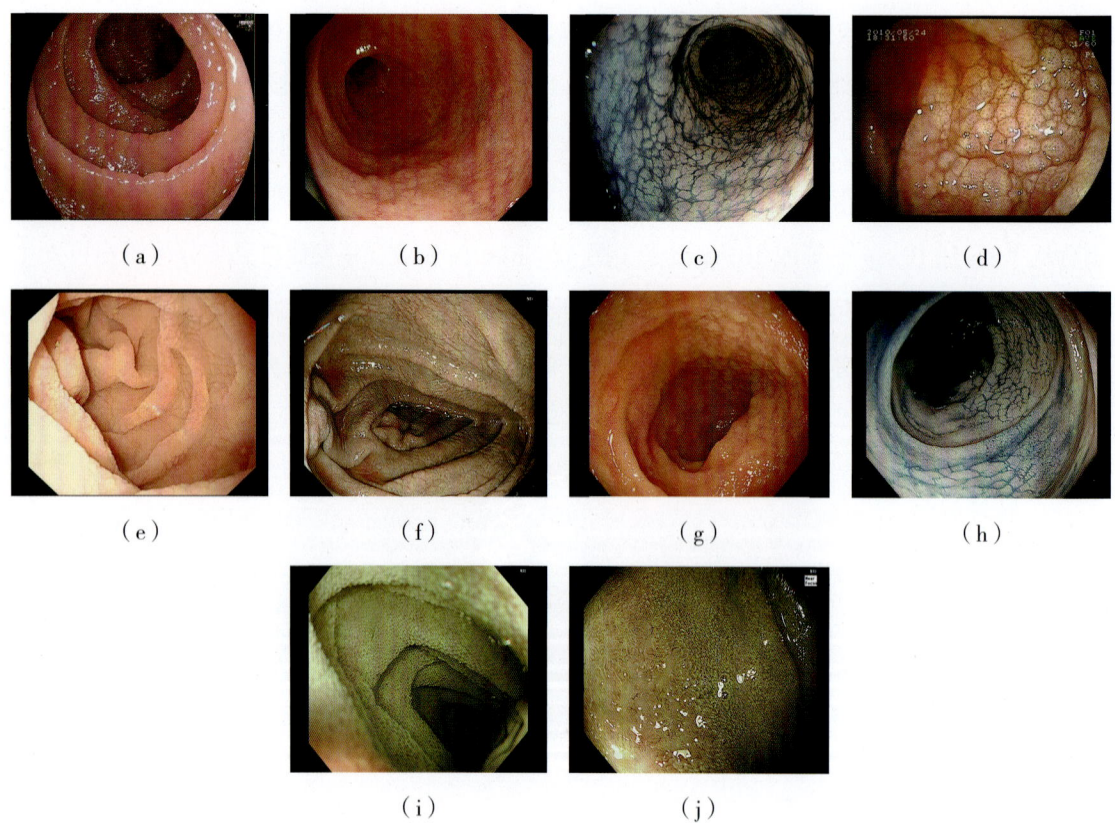

图片由新疆维吾尔自治区人民医院高峰提供

内镜下主要表现与特征： 病变主要累及十二指肠（图a）和空肠中上段（图b），严重者可累及整个小肠（回肠，图i）。特征性内镜改变：①黏膜形态改变。十二指肠球部黏膜可呈结节样、浅沟槽样和绒毛萎缩改变，内镜下可见皱襞扁平、减少或消失（图c）；黏膜表面呈扇贝样及结节状（图d、g）。②绒毛漂浮征消失。肠腔注水后，未能见漂浮样的正常绒毛（图e、i）。③上述特征在电子染色或化学染色后尤其明显（图f、h、j）。

需鉴别的相关疾病： 自身免疫性小肠炎、药物性小肠绒毛萎缩、普通变异型免疫球蛋白缺乏症、热带口炎性腹泻、肠道淋巴瘤。

特殊说明

患者的临床表现（肠内和肠外）、内镜下特征与病理活检、血清抗肌内膜抗体（EMA）、抗组织谷胺酰胺转移酶抗体（anti-tTG）阳性、相关基因检测（$HLA-DQ2$、$HLA-DQ8$ 阳性）结果是明确诊断的关键要素。

嗜酸性粒细胞性胃肠炎

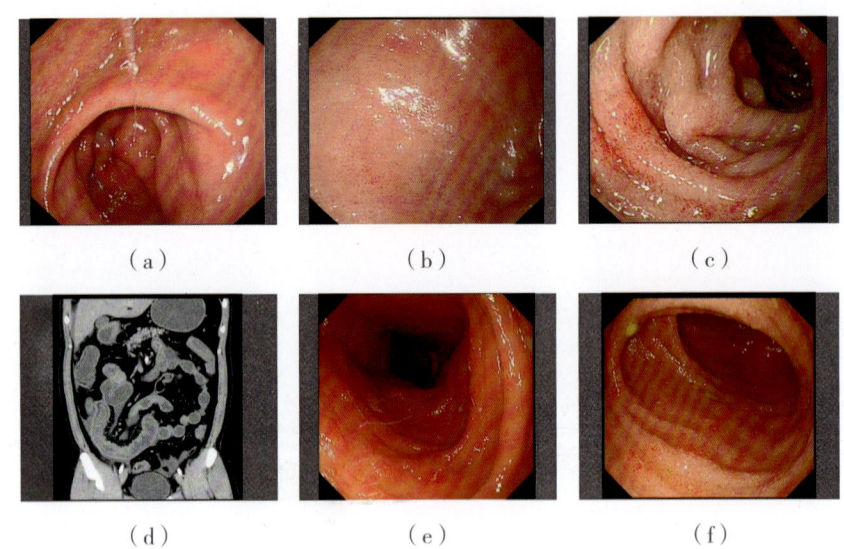

图 e、f 由广东省中医院何家鸣提供

内镜下主要表现与特征：病变多见于食管、胃（图 a）及小肠，部分病例可累及结肠。内镜相关表现与病变严重程度、受累管壁层次有关：轻者可见病变部位黏膜明显水肿，黏膜呈透亮感（图 b），可伴肠壁增厚（图 d），并可见散在糜烂和阿弗他溃疡（图 e、f）；严重者则表现为广泛糜烂（图 c）和不同程度的溃疡形成。

需鉴别的相关疾病：自身免疫性小肠炎、淋巴细胞性结肠炎、胶原性结肠炎、药物性消化道损伤、感染性肠炎等。

> **特殊说明**
>
> 部分患者可兼有外周血嗜酸性粒细胞增多和其他脏器受累；黏膜病理活检若发现大量嗜酸性粒细胞浸润，每高倍镜视野（high power field, HPF）计数达到胃＞30个/HPF，小肠＞50/HPF，结肠＞60个/HPF方能诊断本病。

自身免疫性小肠炎

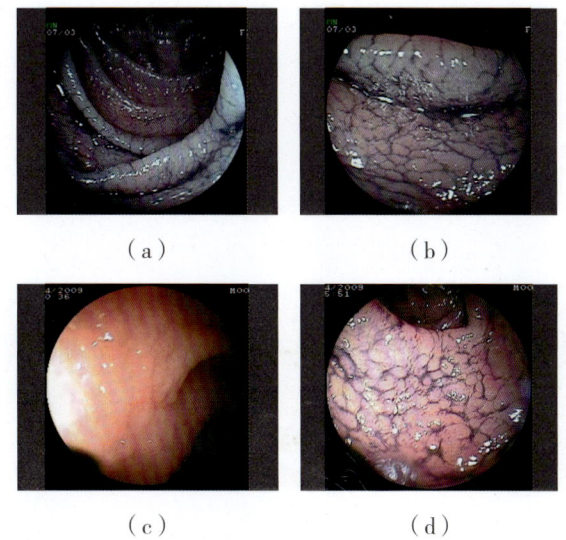

(a) (b) (c) (d)

内镜下主要表现与特征：病变主要累及十二指肠、空肠和回肠。黏膜表面为结节状，皱襞平坦、间距增宽（图a），绒毛变钝或消失（图b），可见细小血管显露；化学染色后黏膜可呈蛇皮样或皲裂样（图c、d）改变。

需鉴别的相关疾病：药物性小肠绒毛萎缩、乳糜泻、小肠淋巴瘤、嗜酸性粒细胞性小肠炎。

> **特殊说明**
>
> 本病诊断需结合病史和临床特征，血清中抗肠上皮细胞和杯状细胞抗体，以及活检病理结果并排除其他疾病。

移植物抗宿主结肠炎

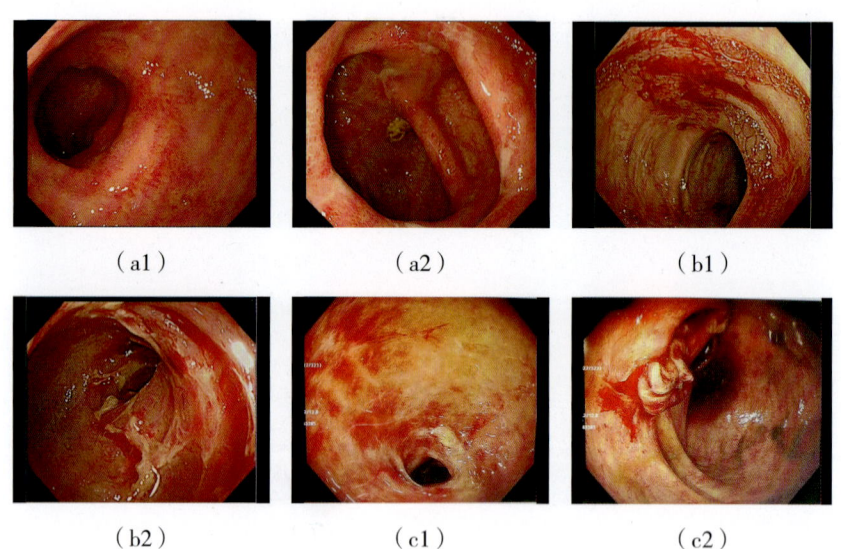

（a1）　　　　（a2）　　　　（b1）
（b2）　　　　（c1）　　　　（c2）

图片 a 由解放军总医院第七医学中心陆晓娟提供

图片 b 由浙江省中医院范一宏提供

图片 c 由重庆人民医院郭红提供

内镜下主要表现与特征：病变可累及小肠、结直肠和消化道其他部位。内镜表现多样化：轻症者，片状或弥漫性黏膜水肿、充血、糜烂和脆性增加（图 a1、a2）；重症者，黏膜水肿和脆性显著增加，内镜触碰后极易出血（图 b1），甚至可发生自发性渗血（图 b2、c1）和上皮剥脱（图 c2），活检时易造成黏膜撕裂。

需鉴别的相关疾病：药物性结肠炎、急性病毒感染性肠炎、缺血性肠病、坏死性肠炎及嗜酸性粒细胞性结肠炎。

> **特殊说明**
>
> 胃肠道是发生移植物抗宿主病的常见部位，既往移植病史、内镜下表现和黏膜活检对诊断本病有重要价值。

淋巴细胞性结肠炎

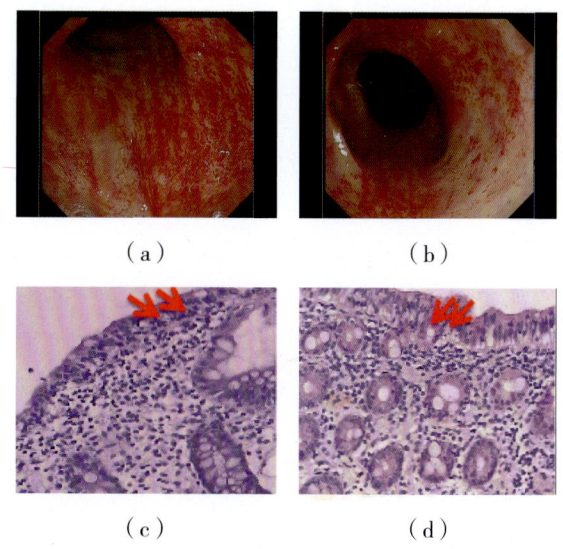

图片由浙江省中医医院范一宏提供

内镜下主要表现与特征：病变可累及整个结肠，通常近端结肠病变重于远端结肠和直肠。轻症者内镜下可无异常发现；中重症者在盲肠和升结肠（图 a、b）可见斑片状或连续性黏膜充血、糜烂和血管扩张，易发生接触性出血。

需鉴别的相关疾病：胶原性结肠炎、各种感染性肠炎、药物性结肠炎、溃疡性结肠炎及嗜酸性粒细胞性胃肠炎等。

> **特殊说明**
>
> 病理活检是确诊本病的关键：显微镜下可见黏膜内淋巴细胞数量明显增多（密度大于25%）（图 c、d）。部分患者可伴有代谢性疾病和自身免疫性疾病，以及多种药物长期服用史。

胶原性小肠／结肠炎

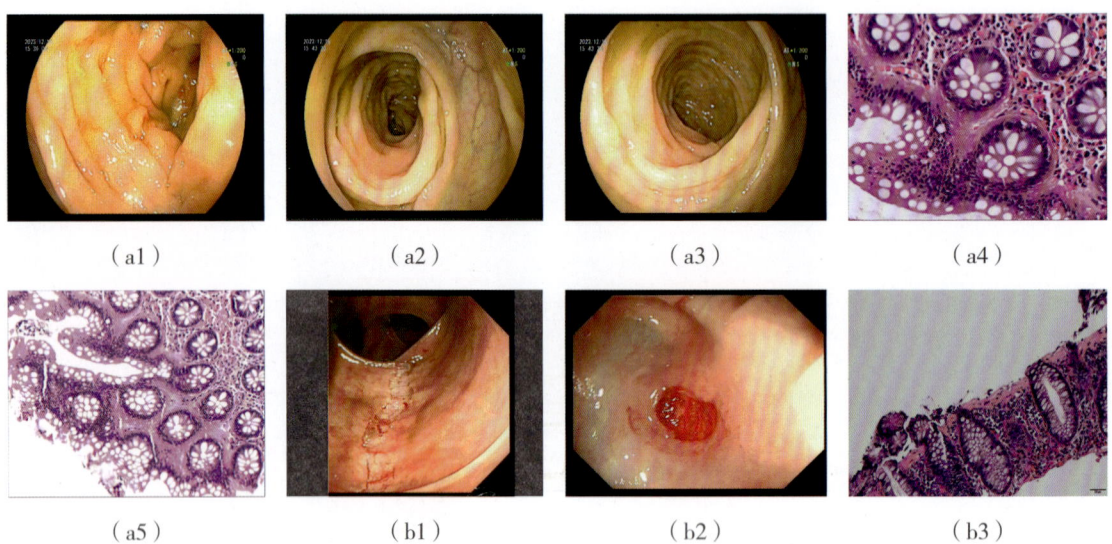

（a1） （a2） （a3） （a4）

（a5） （b1） （b2） （b3）

图片 a 由湘雅大学医学院附属第三医院田力提供

图片 b 由南京市第一医院张馨梅提供

内镜下主要表现与特征：病变可同时累及小肠和结肠。轻症者无特异性表现，仅可见黏膜轻度水肿和透亮感，或见散在点片状糜烂（图 a1-a5）；重症者偶见细长条状血管显露（"猫抓征"）（图 b1），黏膜质地脆，深部活检可能导致小片状黏膜撕裂（图 b2）。

需鉴别的相关疾病：淋巴细胞性结肠炎、感染性肠炎、药物性肠炎、轻度溃疡性结肠炎、嗜酸性粒细胞性胃肠炎。

> **特殊说明**
>
> 病理活检是确诊的关键依据：镜下可见上皮下胶原沉着，胶原带增厚（≥ 10 μm，（图 a4-a5、b3），并伴淋巴细胞、浆细胞和嗜酸性粒细胞浸润增多。

淋巴滤泡性直肠炎

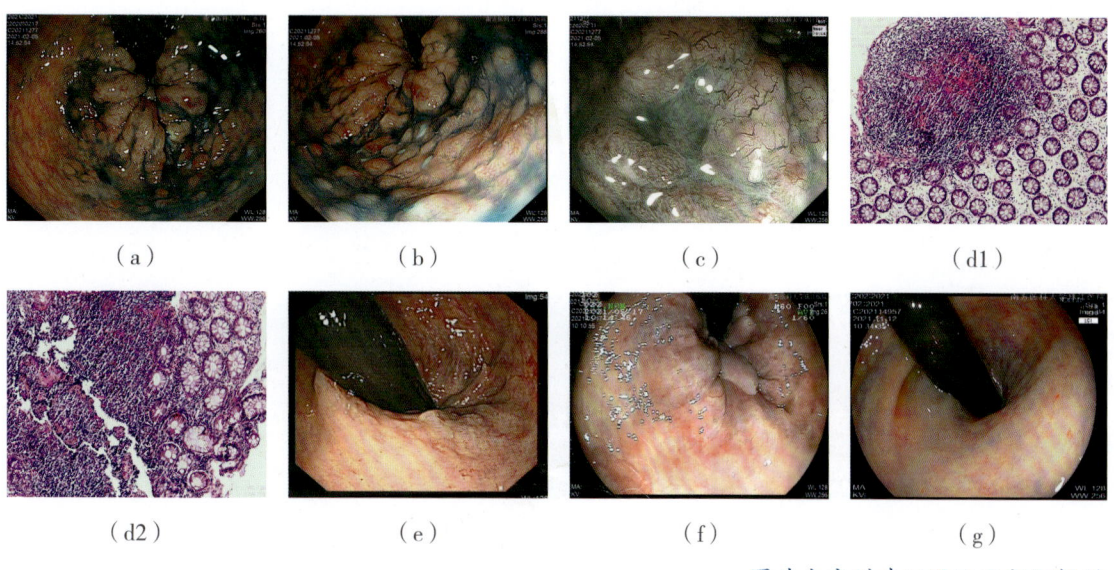

图片由广州珠江医院王新颖提供

内镜下主要表现与特征：病变主要局限于直肠。表现为直肠壶腹部及肛管交界处黏膜水肿、部分充血，黏膜肥厚感明显；环肛管处直肠黏膜呈结节样、颗粒样或息肉样增生（图 a、b），可为弥漫性；血管纹理粗大呈"树枝样"不规则，染色后更为明显（图 c）；腺管开口无明显增生或结构紊乱。

需鉴别的相关疾病：恶性淋巴瘤、直肠尖锐湿疣、慢性溃疡性直肠炎、直肠克罗恩病、直肠寄生虫感染、直肠肉芽肿性疾病等。

> **特殊说明**
>
> 组织病理学改变是诊断依据，表现为：大量淋巴滤泡增生，可见保护带区和反应性生发中心；增生的淋巴滤泡可彼此融合；大量淋巴细胞、浆细胞浸润黏膜肌层，伴有小血管增生（图 d1、d2）。局部使用糖皮质激素或氨基水杨酸类药物可使病情逐渐缓解（图 e~g）。

放射性小肠/结肠炎

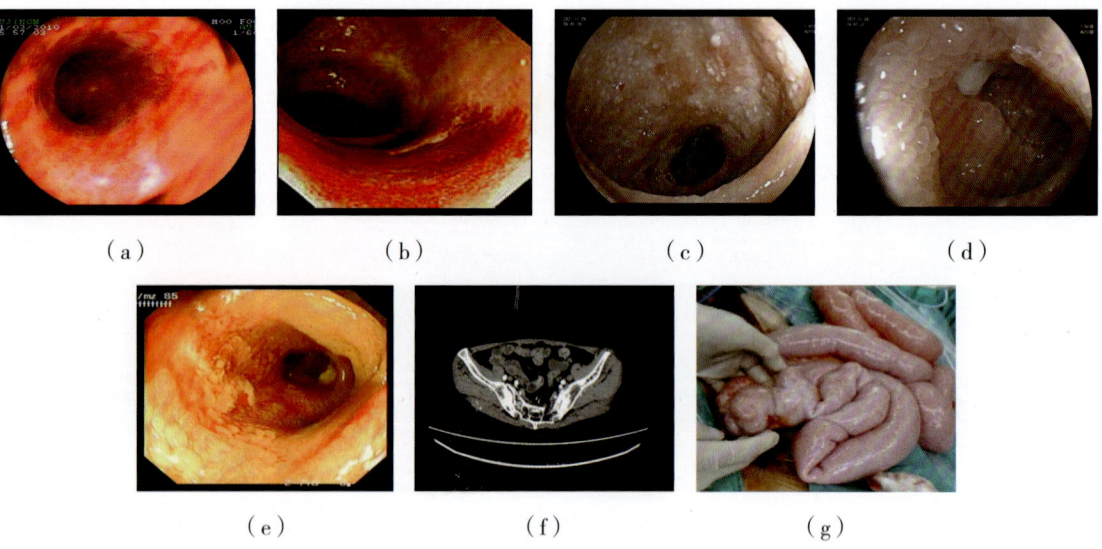

(a)　　　　　(b)　　　　　(c)　　　　　(d)

(e)　　　　　(f)　　　　　(g)

内镜下主要表现与特征：病变表现因照射部位、剂量和疗程不同，可影响不同区域，内镜下表现呈多样化。病变有节段性分布特征：急性期表现为肠壁水肿和糜烂，黏膜下片状出血（图a、b），黏膜质地脆，碰擦接触后易出血；慢性期可有黏膜水肿增厚（图f），表面结节样改变，且可见溃疡、管腔狭窄（图c-e）；长病程者肠管因纤维化而质地坚硬（图g）。

需鉴别的相关疾病：急性/慢性缺血性肠病、急性出血性肠炎、肠道淋巴瘤、小肠克罗恩病、转流性结肠炎、慢性溃疡性结肠炎等。

> **特殊说明**
> 明确的疾病放疗史是诊断本病的最重要依据。

药物性（氯法齐明）小肠黏膜色素沉着症

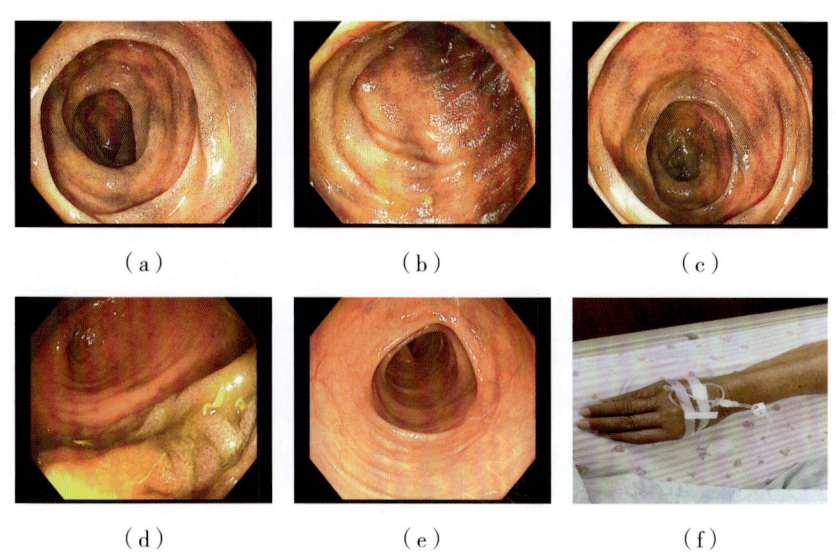

图片由上海吴淞中心医院沈祥国提供

内镜下主要表现与特征：病变主要累及小肠，尤以远端或末端回肠最明显（图a-c）；胃、结肠（图e）黏膜基本正常；回结肠吻合口，小肠黏膜异常，而结肠基本正常，图d。病变区域表现为小肠黏膜弥漫性灰色或褐色色素沉着，程度轻重不一；绒毛形态呈"颗粒样"，部分萎缩（图a）。

需鉴别的相关疾病：缺血性小肠炎、肠结核、小肠淋巴瘤、自身免疫性小肠炎等。

> **特殊说明**
>
> 常在服用氯法齐明数月后出现消化道症状（腹痛、腹泻、便血等）；可同时有皮肤受累（图e），表现为面部、背部发红，四肢灰黑色鱼鳞片样皮损（图f）；活检病理提示黏膜固有层内组织细胞增生，且含无色或褐色针状、分枝状结晶（氯法齐明沉积物）。及时停药后可自行恢复；文献报道，不及时停药可能导致致命性并发症。

感染后免疫性肠系膜血管炎

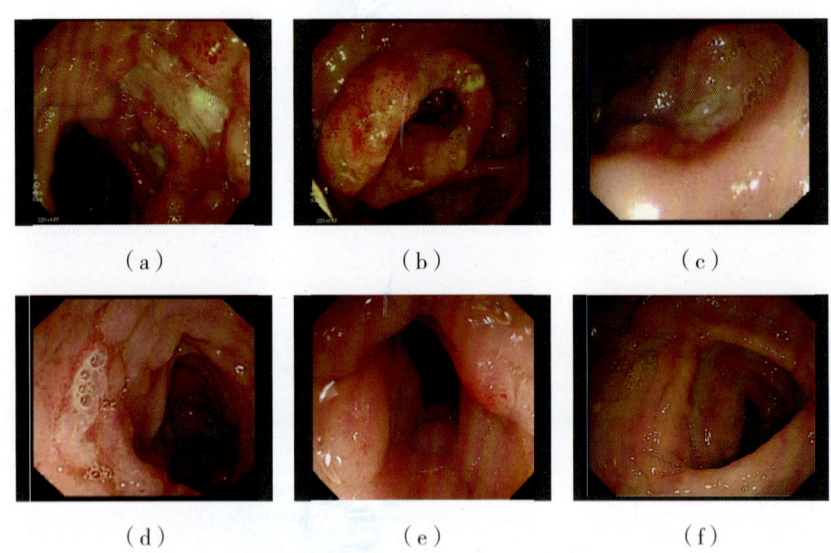

(a) (b) (c)
(d) (e) (f)

内镜下主要表现与特征：本病表现因感染病原体及免疫反应程度而异，病变可累及小肠和结肠。内镜特征随病程阶段而变化。急性细菌感染的内镜特征包括：黏膜明显充血、水肿和片状增厚，可见散在鲜红色的黏膜下出血点和形态各异的糜烂、溃疡，溃疡底部有白苔和渗出物（图a、b）。抗感染后内镜特征表现：急性炎症表现消退和减轻，如同时有相关基础疾病或合并并发症时，可有不同的内镜下特征，溃疡呈慢性特征，底部变浅、覆白苔，边界相对清晰，水肿减轻（图c、d）。

需鉴别的相关疾病：缺血性肠炎、感染性肠炎、肠道淋巴瘤、自身免疫性血管炎、全身性疾病累及消化道等。

> **特殊说明**
>
> 明确感染的病原菌及针对性治疗是确诊感染性肠炎的关键；后续的内镜特征与实验室检查是诊断肠系膜血管性肠炎的基础。糖皮质激素对肠系膜血管炎有效（图e、f），治疗后内镜复查对评估疗效、确立诊断和判断疾病转归有重要价值。

第三章

肠道肿瘤性疾病

十二指肠腺瘤/腺癌

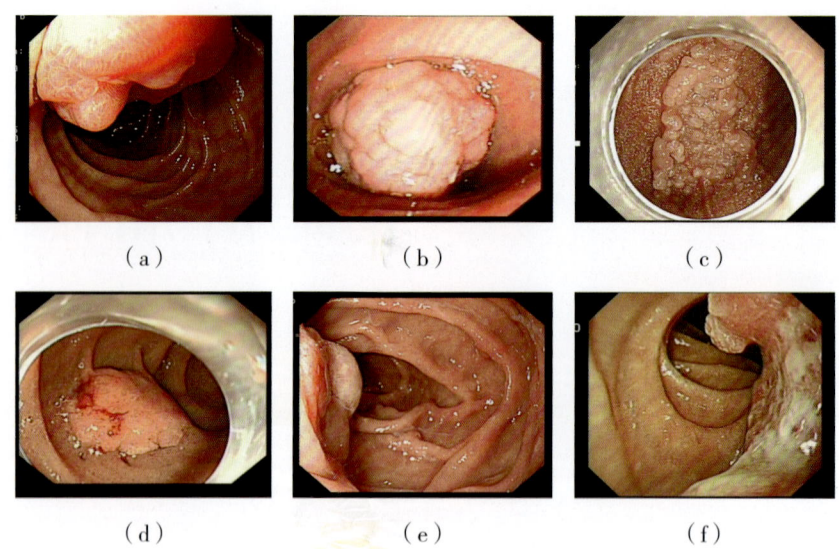

(a) (b) (c)
(d) (e) (f)

内镜下主要表现与特征：十二指肠肿瘤多数发生于降部，其次为球部、球降交界部，水平部最少，其中十二指肠乳头及周围区域相对多见，根据形态可分为长蒂（图a）型、亚蒂型（图b）或平坦隆起型（图c、d）。腺瘤者相对边界清晰，腺管排列规律，结构无紊乱或消失。腺癌者上述特征消失，且质地偏硬，表面可见不规则溃疡（图e、f）。

需要鉴别的疾病：胆总管结石、十二指肠囊肿或黏膜下占位、淋巴瘤、胰腺肿瘤等。

> **相关说明**
>
> 白光高倍放大内镜联合色素内镜对判断腺瘤特征和是否癌变有帮助，且能指导活检。

小肠良性肿瘤

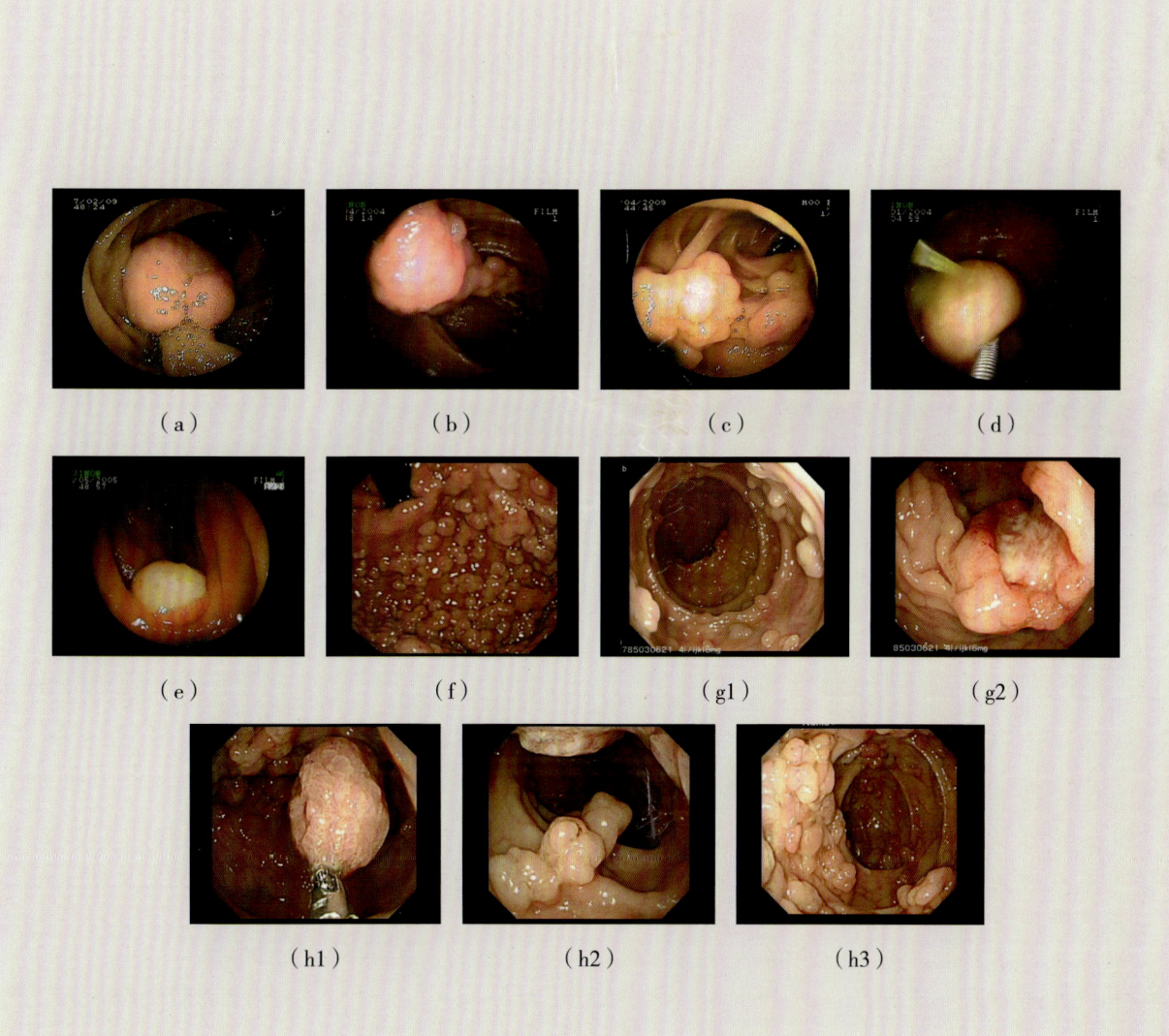

内镜下主要表现与特征：小肠良性肿瘤种类繁多，多数位于空肠。上皮性腺瘤可单发或多发，内镜下可见腺上皮增生，以管状、脑回状或绒毛状结构多见；形态各异，可为亚蒂、长蒂或盘状（图 a-c）。部分为黏膜下肿瘤，包括炎性纤维性息肉和脂肪瘤。脂肪瘤质地柔软，表面呈淡黄色（图 d）。炎性纤维性息肉多为球样隆起，顶端黏膜剥脱，伴有白色纤维素附着（图 e）。

需要鉴别的其他疾病：小肠恶性肿瘤、胃肠道间质瘤、各种先天或遗传性消化道息肉病。

> **相关说明**
>
> 临床怀疑遗传性消化道息肉病患者，除了行常规胃（图 f）和全结肠检查（图 g1-g2、图 h1-h3），还应行全小肠检查（包括气囊辅助小肠镜或胶囊内镜，对疑有小肠梗阻者可行小肠 CT 检查）；小肠多发性息肉病、巨大良性肿瘤者易并发肠套叠和肠梗阻。

回肠多发性黄色瘤

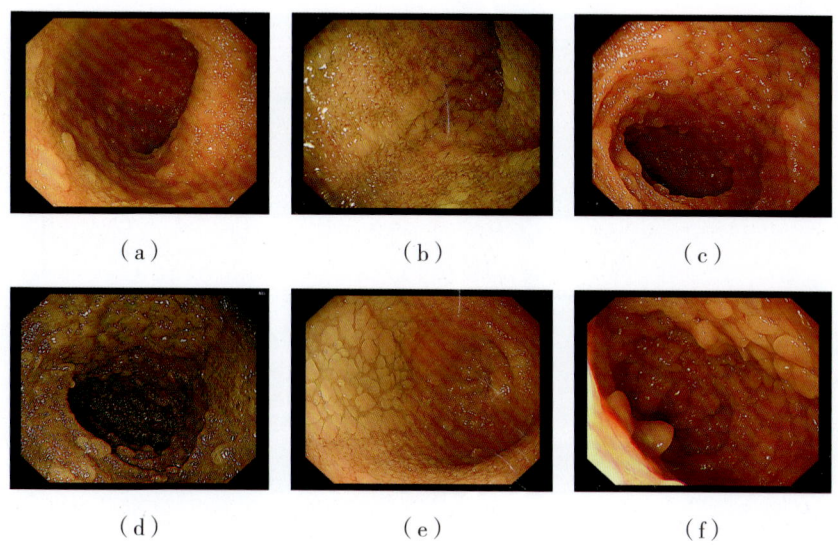

(a) (b) (c)
(d) (e) (f)

内镜下主要表现与特征：病变多位于回肠下段和末端回肠。黄色瘤呈散在、片状或弥漫性分布（图a–c）；大小不一，多数为数毫米，形态不规则，呈扁平样（图e、f）；白光下呈微黄色（图e），质地柔软；表面上皮无明显增生，血管纹理不明显；电子染色时病灶形态特征相对更为明显（图d）。

需鉴别的相关疾病：末端回肠淋巴滤泡增生、滤泡性淋巴瘤、多发性小肠息肉（病）。

> **特殊说明**
>
> 常见于青少年，常伴有血脂代谢紊乱（基因检测可有异常）、多脏器病变。临床上多存在小肠源性营养物质吸收不良，导致贫血、低蛋白血症等营养缺乏表现。

小肠间质瘤

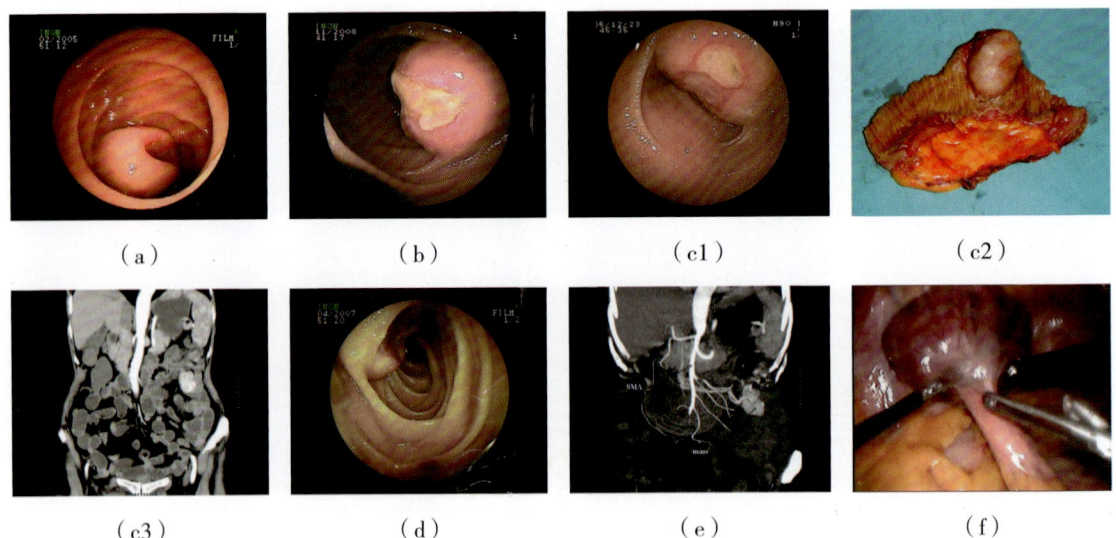

(a)　　　(b)　　　(c1)　　　(c2)
(c3)　　　(d)　　　(e)　　　(f)

内镜下主要表现与特征：病变多位于空肠或回肠上部，内镜下表现为类圆形（图 a、b、c1）或盘状病灶（图 d），大小多为数厘米及以上，病灶顶部有白苔溃疡，偶见裸露血管，隆起部及周围黏膜通常光整。

需要鉴别的疾病：小肠上皮性肿瘤、小肠淋巴瘤、炎性纤维性息肉及其他黏膜下肿瘤等。

> **相关说明**
>
> 间质瘤多起源于固有肌层，活检阳性率较低，深挖式活检易造成出血。少数间质瘤向腔外生长（图 f），内镜下不易发现，小肠 CT 对间质瘤有较高的检出和诊断能力（图 c3、e），影像学上常表现为边界较为清晰的实性占位，呈不均匀强化；周边浸润和淋巴结转移相对少见，但可发生腹腔播散性转移。

肠道神经内分泌肿瘤

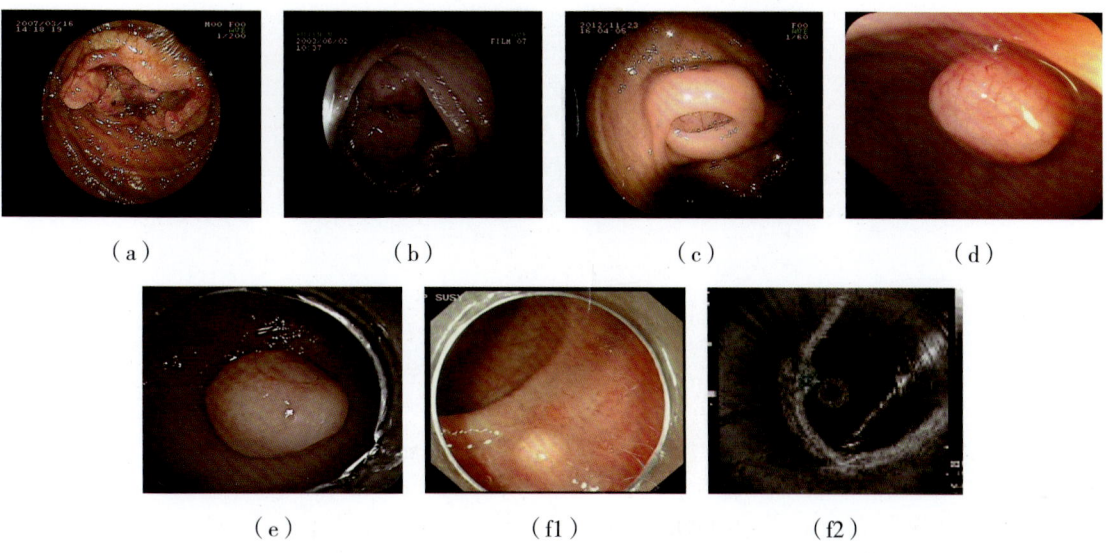

(a)　　　　　(b)　　　　　(c)　　　　　(d)

(e)　　　　　(f1)　　　　　(f2)

内镜下主要表现与特征：①肠道神经内分泌肿瘤的内镜表现因部位而异，最常见部位是直肠，其次为阑尾和小肠；②小肠部位可表现为上皮增殖样（图 a）或团块样增生（嗜铬细胞瘤，图 b），表面中央常有溃疡，较大肿瘤可因占位造成肠腔梗阻；③阑尾腔内肿瘤多为膨胀性生长，可堵塞开口（图 c）；④直肠部位多见于距肛门 10 cm 以内的肠壁，部分可邻近肛管，多呈半球样，大小多在 1 cm 以内，表面光滑或见微小血管扩张，偶见表面溃疡，质地中等或偏硬，活动度可（图 d、e、f1）。超声内镜有助于了解病变特征、起源层次和大小（图 f2）。

需要鉴别的疾病：小肠上皮性肿瘤、小肠淋巴瘤、小肠转移癌、慢性阑尾炎或阑尾残株炎、直肠息肉、直肠间质瘤等。

> **相关说明**
>
> 　　直肠部位肿瘤可行内镜下随访观察；若拟切除者应首选内镜黏膜下剥离术（endoscopic submucosal dissection, ESD），内镜下黏膜切除术切除不彻底，易导致肿瘤细胞残留或扩散（神经内分泌肿瘤具有恶性潜能）。

小肠腺癌

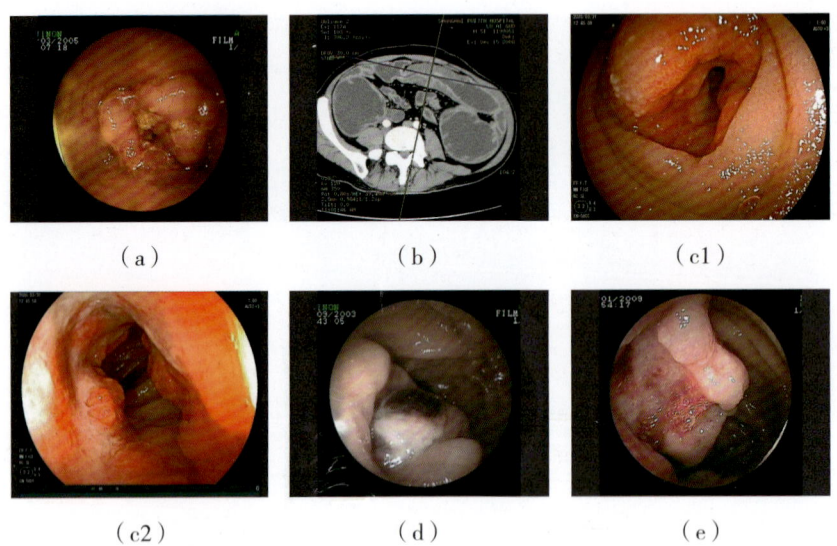

(a)　　　　　　(b)　　　　　　(c1)

(c2)　　　　　　(d)　　　　　　(e)

内镜下主要表现与特征：①小肠腺癌（非十二指肠乳头周围癌）相对好发于近端空肠部。②内镜下以隆起型、溃疡型多见：隆起型腺癌内镜下多表现不规则增生为主，向腔内生长，可造成肠腔环周狭窄（图a）；溃疡型腺癌内镜下表现为形态各异的溃疡，表面附有白苔，周边可伴有不规则隆起，质地坚硬，可伴有管腔狭窄（图c1-e），常导致内镜通过困难。③小肠CT可见局灶肠壁环周增厚、管腔狭窄，增强后呈密度不均匀的中度强化（图b）。

需要鉴别的疾病：小肠淋巴瘤、小肠转移癌。

相关说明

小肠腺癌早期多缺乏特异症状，患者多数在并发贫血、小肠梗阻时方被诊断。临床上需对间隙性不全性肠梗阻及不明原因消化道出血的患者保持警惕，及时完善影像学和内镜检查。

家族性腺瘤性息肉病

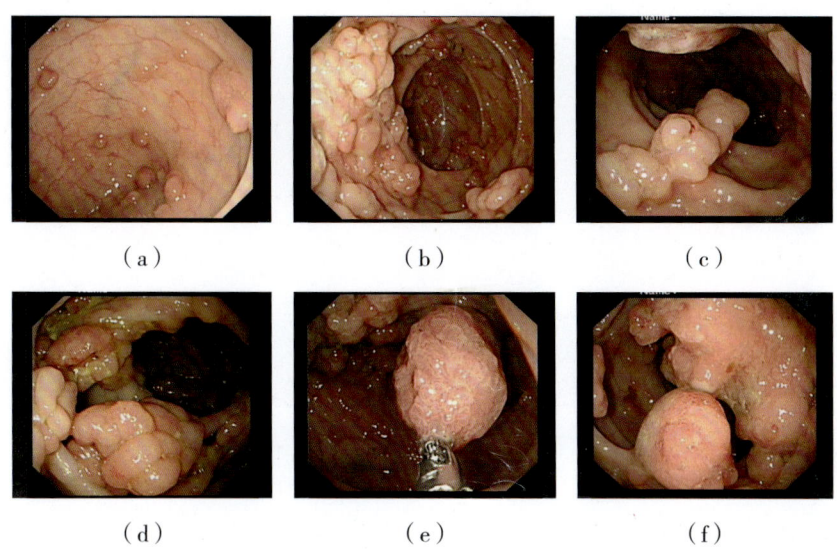

(a) (b) (c)
(d) (e) (f)

内镜下主要表现与特征：①病变主要位于结直肠，以远端结肠和直肠受累相对更重。②内镜下可见大小不等、形态各异的腺瘤性息肉，形态呈圆形、半圆形、长蒂或亚蒂、不规则等（图 a-d）；用放大染色内镜观察，可见息肉表面腺管增生，呈脑回样或绒毛样改变（图 e）。若息肉异型增生或癌变，则表面结构不规则或紊乱。③当息肉增大或融合时，可造成肠腔狭窄和内镜通过困难（图 f）。

需鉴别的相关疾病：结肠多发性腺瘤、结肠克罗恩病伴息肉性增生、溃疡性结肠炎伴假息肉形成，以及其他消化道息肉性疾病。

> **特殊说明**
>
> 虽然病变主要位于结直肠，但消化道其他部位亦可出现息肉性增生，包括胃、小肠（约 30%）等。胃窦腺瘤较容易恶变，十二指肠降段或空肠上部腺瘤癌变率相对较高。腺瘤癌变可多处同时发生，内镜监测时需多处多点活检。

结肠帽状息肉病

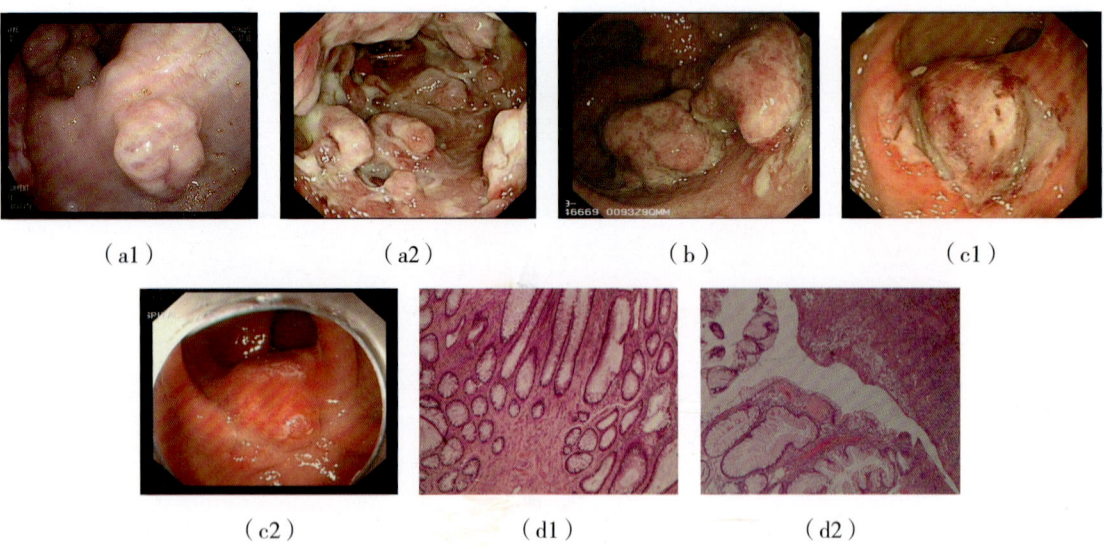

（a1） （a2） （b） （c1）

（c2） （d1） （d2）

内镜下主要表现与特征：①主要表现为单发或多发、亚蒂或无蒂的息肉，表面有充血、糜烂，大小以 1～2 cm 居多。息肉顶部和息肉周边可覆着纤维素样或脓性、黏液样分泌物，息肉之间的黏膜通常基本正常（图 a-c1）。②左半结肠为常见发病部位。

需要鉴别的疾病：结肠多发性增生性息肉或腺瘤性息肉、结直肠肿瘤、肠道恶性淋巴瘤、炎症性肠病合并息肉或异型增生等。

> **相关说明**
>
> 结肠帽状息肉病罕见，内镜下有特征性表现。有研究认为，幽门螺杆菌阳性的帽状息肉病患者在细菌根除治疗后，病变可得到治愈或好转（图 c1、c2 为治疗前后变化）。病理表现为隐窝腺体延长、黏膜固有层增生，表面覆盖脓性渗出物和肉芽组织形成（图 d1、d2）。

Cronkhite-Canada 综合征

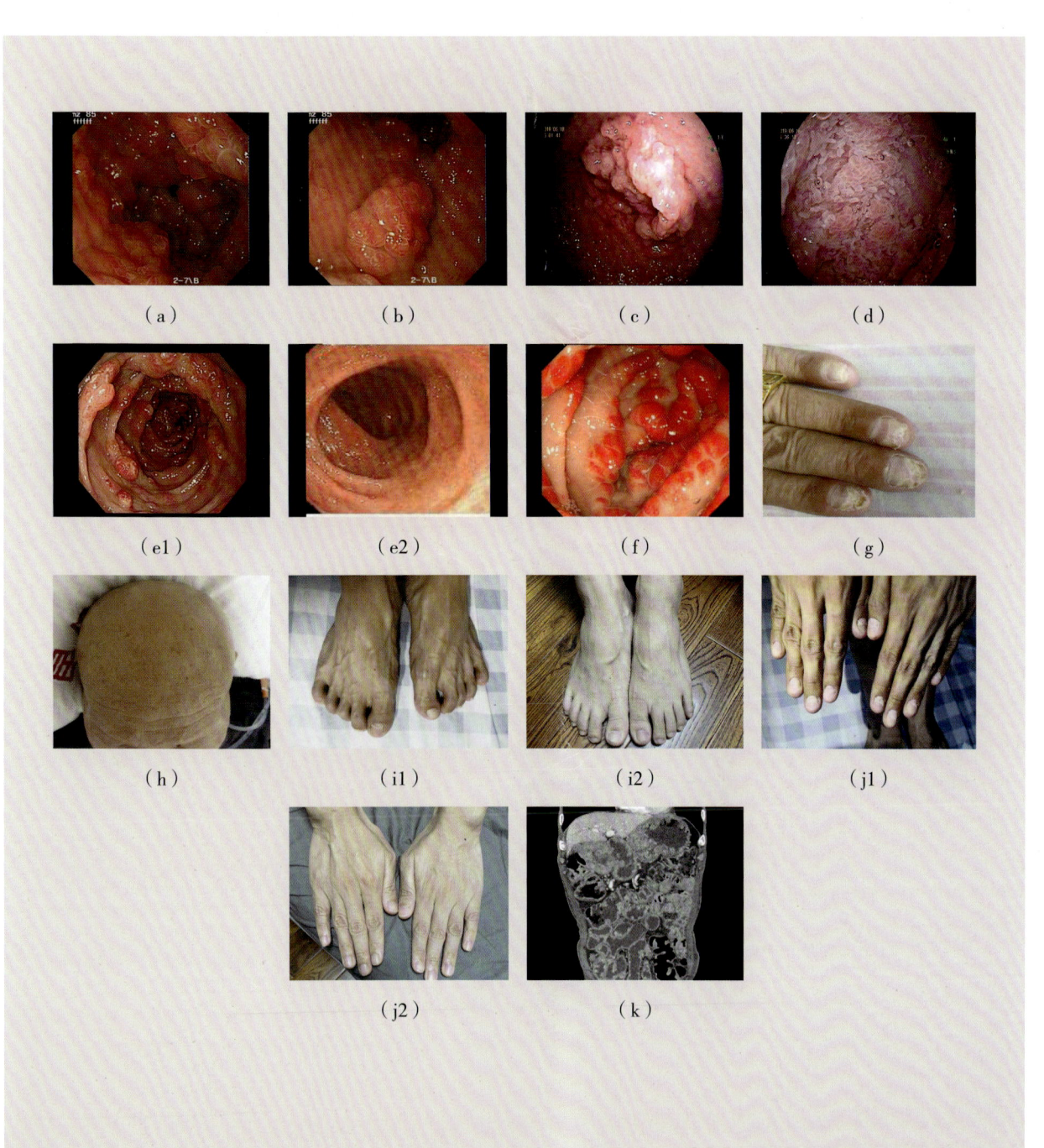

内镜下主要表现与特征：①全消化道可见弥漫分布、大小不等的错构瘤型息肉；②胃窦、胃体（图 a、b）、十二指肠（图 c）和结肠（图 e）见多发半球状息肉，大小不等。小肠以密集分布小息肉多见（图 d），严重程度较胃与结肠相对轻微；③息肉间黏膜可见充血、水肿伴黏液附着，部分息肉顶端充血异常明显（图 f）；④肠外表现典型者可有脱发、指（趾）甲萎缩、皮肤色素沉着三联征（图 g、h、i1、j1）。

需要鉴别的疾病：家族性腺瘤性息肉病、幼年性息肉病、多发性错构瘤综合征等。

> **相关说明**
>
> 本病易合并胃肠道腺瘤或腺癌。在内镜检查过程中，除了解全消化道息肉分布特点外（图 k），尚需仔细观察，并多点多块活检；部分患者味觉消失症状明显。激素和免疫抑制剂为有效的内科治疗药物，治疗有效者相关表现可迅速减退和消失（图 e2、i2、j2）。

各种结直肠黏膜下良性肿瘤

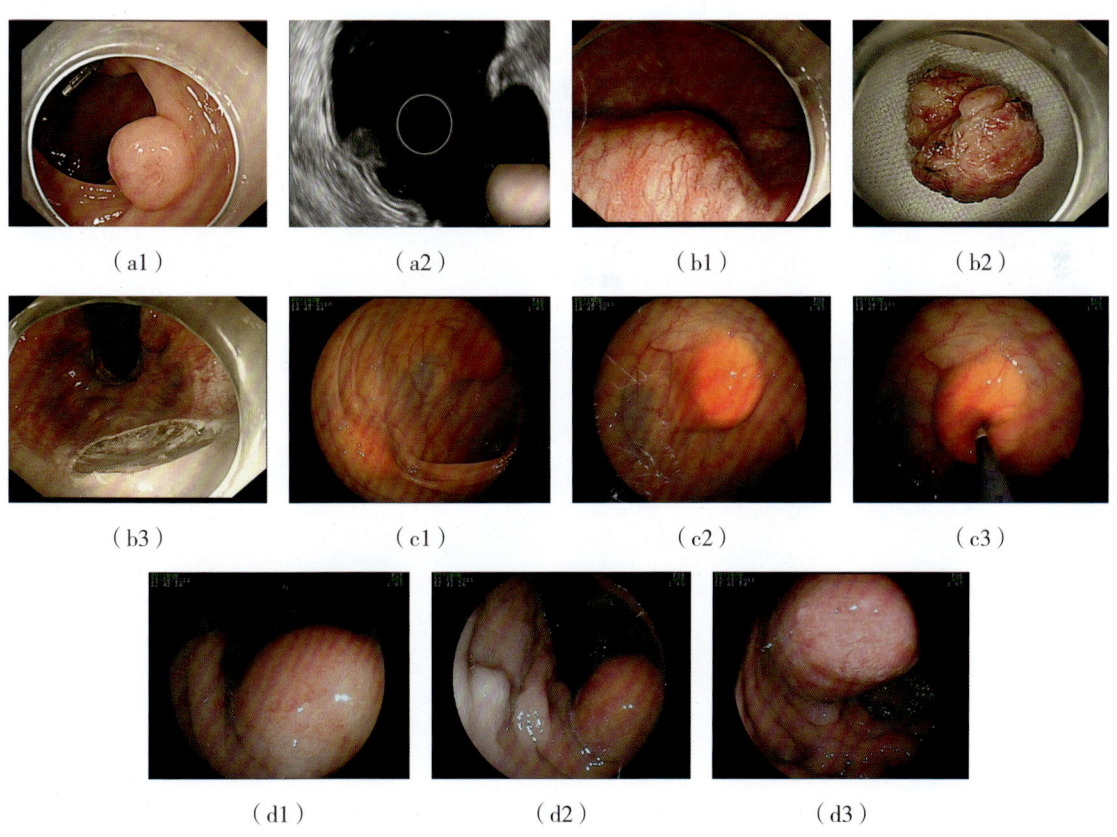

（a1）　（a2）　（b1）　（b2）

（b3）　（c1）　（c2）　（c3）

（d1）　（d2）　（d3）

图 a 由苏州大学附属第二医院程桂莲提供

图 b 由南京省中医医院凌亭生提供

内镜下主要表现与特征：①结肠良性肿瘤可发生于任何部位，而直肠相关良性肿瘤多见于直肠近肛管部。②病灶为圆形或椭圆形，可呈微隆起、半球形或球形（图 a1、a2）；表面光滑或伴有血管显露，但无明显腺管增生改变（图 b1-b3）；部分病灶边界清晰。③黏膜内或黏膜下脂肪瘤表面可隐显黄红色，质地柔软（图 c1-c3），其他黏膜下肿瘤较难从表现上判断性质；④对于黏膜下病灶不推荐常规活检方式明确病灶性质，部分黏膜下病灶位置较深且血管丰富，并具恶性潜能，活检阳性率不高，且易造成出血和肿瘤细胞扩散。

需要鉴别的疾病： 脂肪瘤、淋巴管瘤、间质瘤、神经源性肿瘤、腹腔或肠道转移性肿瘤、邻近脏器或肠管压迫等。

> **相关说明**
>
> 超声内镜对判断病灶大小、层次、性质极有价值，并能引导对病灶行细针穿刺，做细胞学和病理检查；部分病灶通过超声内镜检查可确定是否具有内镜下切除指征。图a1、a2为直肠平滑肌瘤及超声内镜检查；图b1-b3为直肠间质瘤及内镜下病灶剥离术；图d1-d3为一穴肛（胚胎性错构瘤）。

肛管黑色素瘤

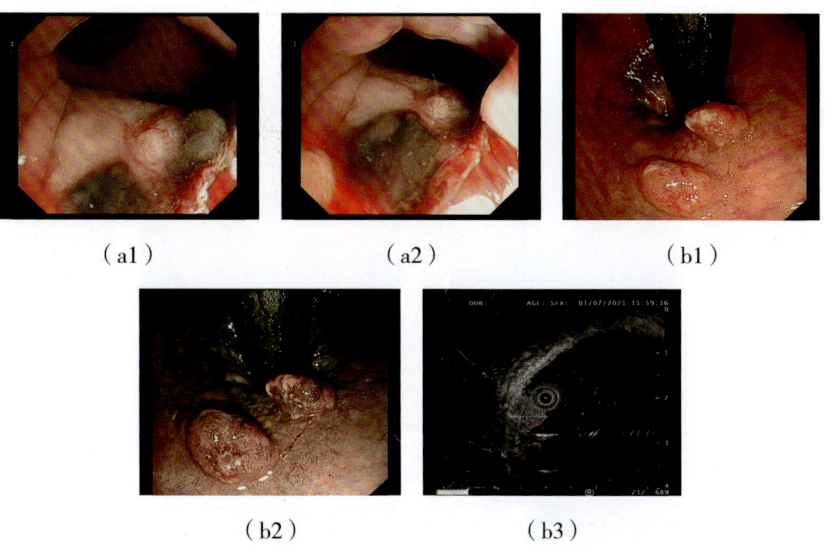

（a1）　　　　（a2）　　　　（b1）

（b2）　　　　（b3）

图 b 由厦门大学附属第一医院黄伟锋提供

内镜下主要表现与特征：①病灶位于肛管齿状线或其附近移行区，部分可累及直肠或肛周皮肤；②病灶形态可有息肉型（图 b1-b3）、结节型和溃疡型；③病灶表面可见黑斑、褐斑（图 a1、a2），但也可无任何色泽改变。

需要鉴别的疾病：内痔、直肠息肉、直肠神经内分泌肿瘤、直肠间质瘤、肛管癌、结直肠癌等。

> **相关说明**
>
> 虽然肛管直肠是黑色素瘤仅次于皮肤和眼睛的第三大原发部位，但仍属少见病。少数黑色素瘤表面无特征性黑色素沉着，诊断难度较高，多点活检可提高检出率。超声内镜用于评估病灶层次、浸润范围，对提高穿刺或活检阳性率、肿瘤分期评估有帮助。

肠道淋巴瘤

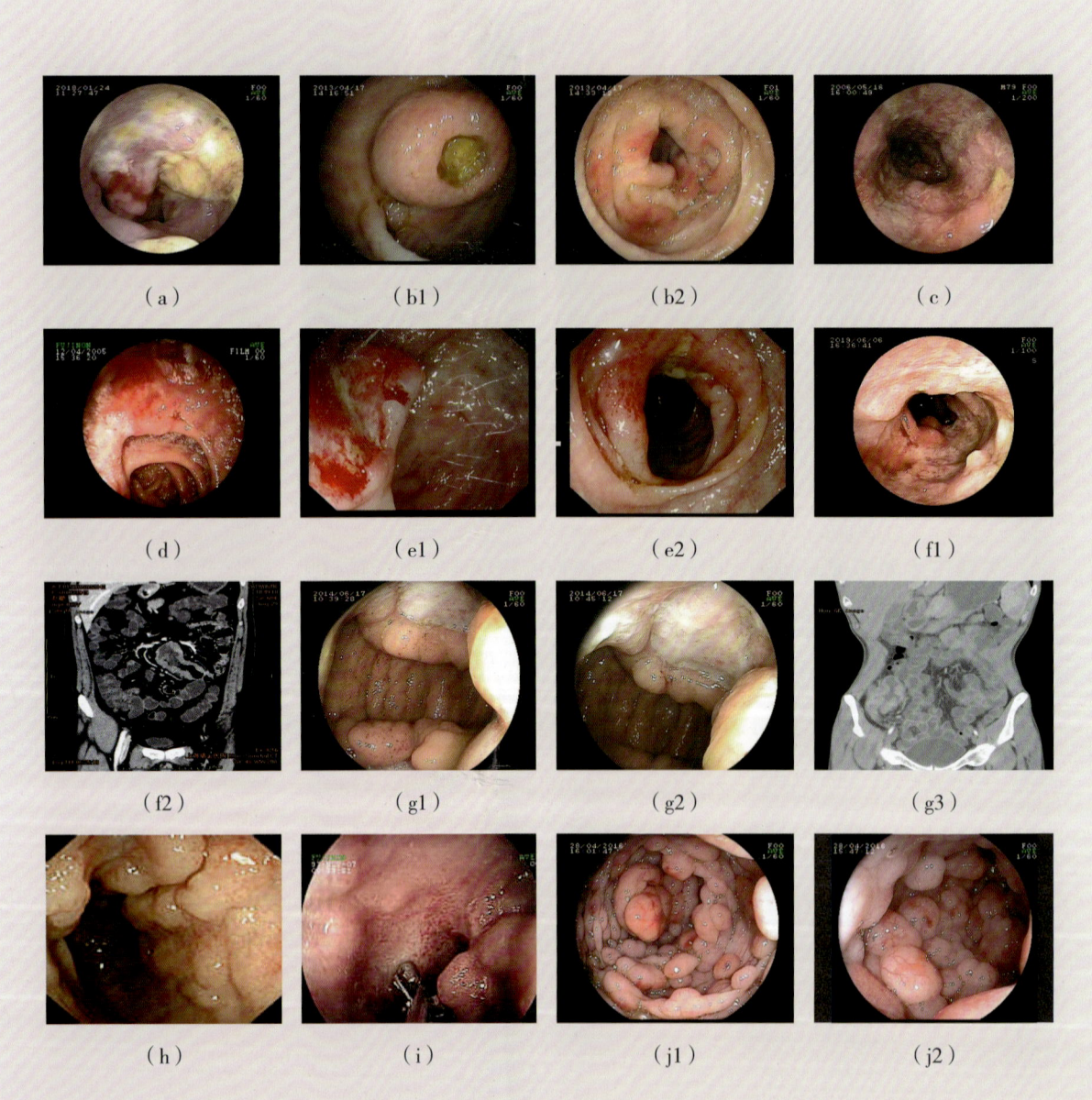

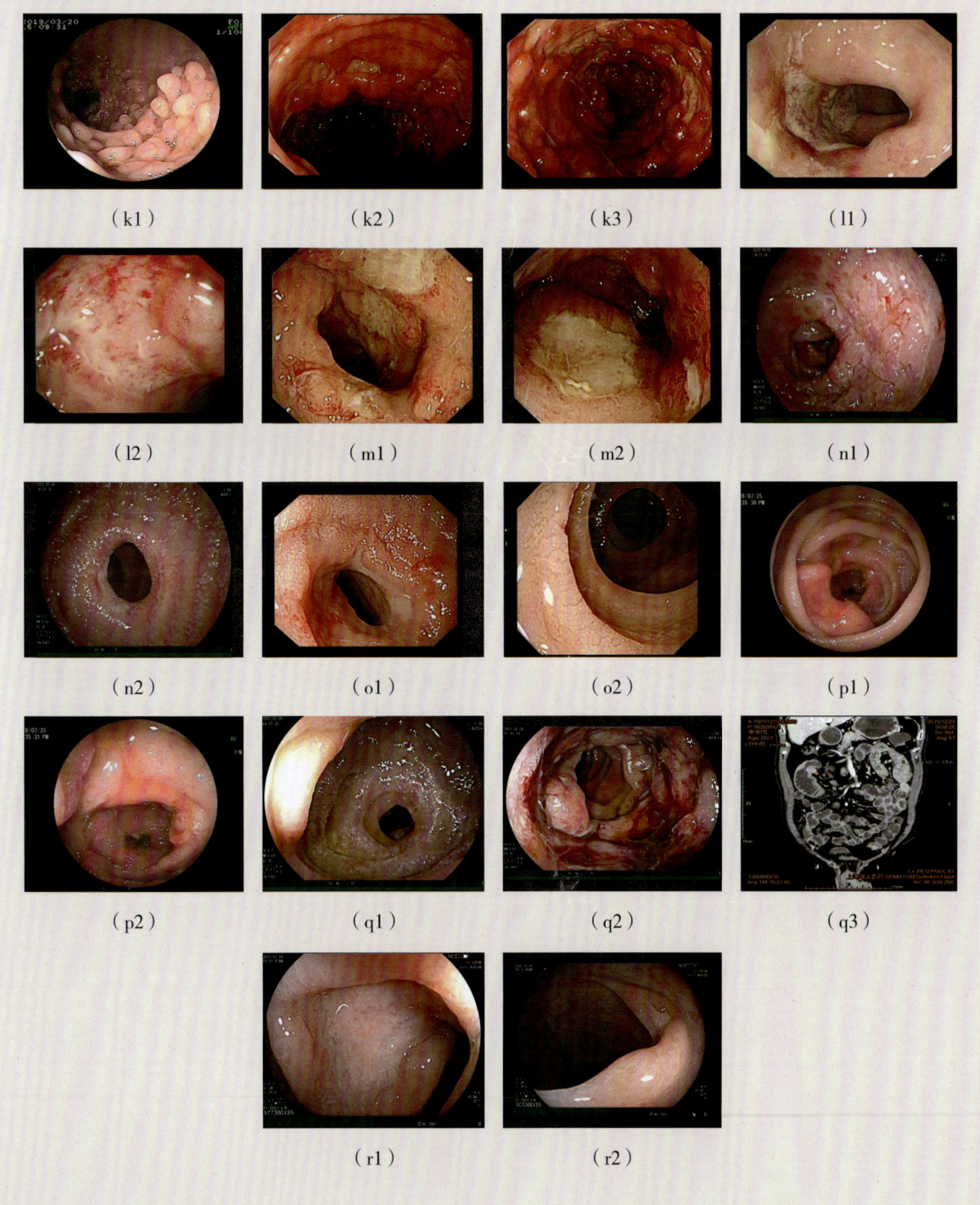

(k1) (k2) (k3) (l1)
(l2) (m1) (m2) (n1)
(n2) (o1) (o2) (p1)
(p2) (q1) (q2) (q3)
(r1) (r2)

内镜下主要表现与特征：①肠道淋巴瘤在内镜下表现非常多样化，异质性强，常缺乏特征性改变。②内镜下可粗略分为增殖隆起型、炎症溃疡型、溃疡浸润型和滤泡增生型四类。增殖隆起型：表现为相对局限或节段性息肉样或不规则增生隆起，可伴有充血或局部溃疡形成（图a、b1、b2）。炎症溃疡型：表面有充血、糜烂伴形态大小各异的溃疡，溃疡周边隆起（图c、d）。溃疡浸润型：表现为大小不等的溃疡，底部覆白苔或充血（图e1-g3），病变部位的肠壁僵硬无蠕动、质地坚硬、管腔狭窄（图h、i）；部分病灶可兼有上述各种特征。滤泡增生型：多见于末端回肠，呈原有淋巴滤泡增大和密集增生改变（图j1、j2）。③内镜下病灶形态的多样性、严重程度与组织学类型、恶性程度有一定相关性，但并非绝对。

需要鉴别的疾病： 肠道上皮性肿瘤、间质瘤、神经内分泌肿瘤、肠结核、肠贝赫切特病、炎症性肠病、淋巴细胞性肠炎、直肠黏膜脱垂综合征、肠道感染性疾病等。

> **相关说明**
>
> 恶性淋巴瘤内镜下形态和组织学类型有一定相关性：弥漫大B细胞性淋巴瘤和MALT淋巴瘤多为溃疡型和隆起型，滤泡性淋巴瘤和套细胞淋巴瘤多呈滤泡增生或多发息肉型，T细胞/NK性淋巴瘤多见溃疡型和弥漫炎症型。淋巴瘤的诊断最终依赖于活检或手术病理，内镜下取材应遵循多点、多块原则，必要时行大块切除；小肠CT或PET-CT对诊断同样有重要价值（图f2、g3）。

特殊案例的图片： 图e1、e2为结肠T细胞性淋巴瘤；图f1、f2为弥漫大B细胞性淋巴瘤；图g1-g3、图r1-r2为升结肠T细胞性淋巴瘤；图j1-j2为结肠套细胞性淋巴瘤；图k1-k3为回肠滤泡性淋巴瘤；图l1、l2为结肠NK细胞性淋巴瘤；图m1-m2为结肠惰性T细胞性淋巴瘤；图n1-n2为小肠惰性T细胞性淋巴瘤；图o1、o2为空肠单行性亲上皮性肠道T细胞淋巴瘤；图p1-p2、图q1-q3为空肠MALT淋巴瘤。

EBV 相关肠道淋巴增殖性疾病

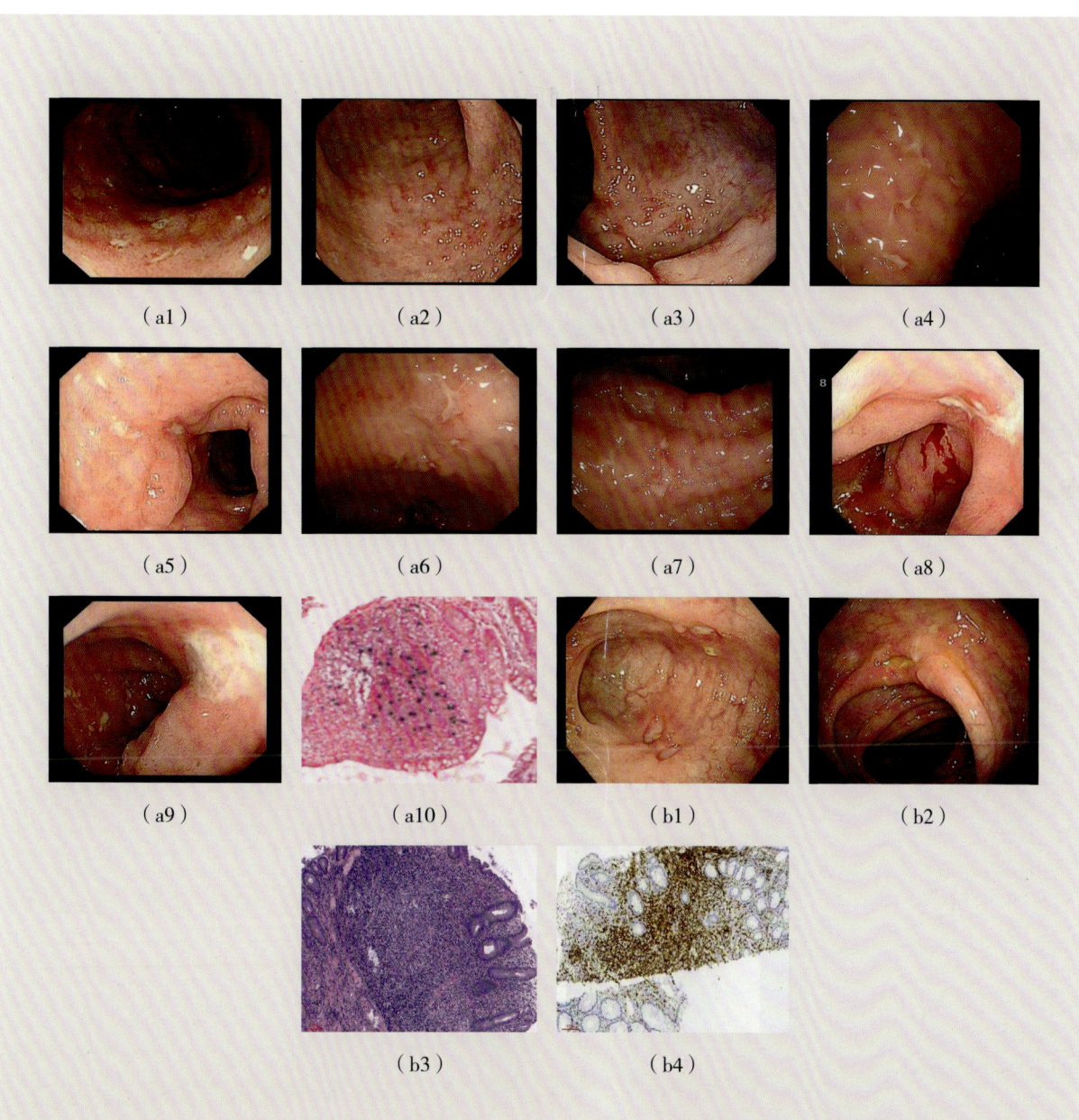

(a1) (a2) (a3) (a4)
(a5) (a6) (a7) (a8)
(a9) (a10) (b1) (b2)
(b3) (b4)

图片 a 由上海仁济医院朱明明提供

内镜下主要表现与特征：该病好发于结肠及末端回肠。内镜下可表现为多发充血糜烂灶；以及大小不等、形态不规则的浅溃疡，溃疡周边黏膜呈隆起样改变，表面腺管结构基本正常（图a1-a7、b1、b2、b4）；部分患者内镜下可见较深大溃疡（图a8、a9）。

需要鉴别的疾病：溃疡性结肠炎、克罗恩病、肠道感染性疾病、肠贝赫切特病、肠道肿瘤、淋巴细胞性结肠炎等。

> **相关说明**
>
> 超过90%人群感染过EBV，多数无症状，仅少数患者发展为EBV相关性肠道疾病。根据疾病发展的不同阶段，可分为EBV相关性肠炎、EBV相关性淋巴细胞增殖性疾病和EBV相关性淋巴瘤。EBV可侵袭T、B、NK细胞，但东亚人群多见EBV相关性NK/T淋巴细胞增殖性疾病。淋巴结外淋巴增殖性疾病好发于肠道，临床缺乏特异性表现（发热、腹泻、便血、淋巴结肿大等），且影像学无特征性改变，内镜活检病理诊断困难，部分患者活检可出现EBER+（图a10、b3、b4）。该病预后较差，容易进展为淋巴瘤。

第四章

肠道血管 – 淋巴管性病变

缺血性结肠炎

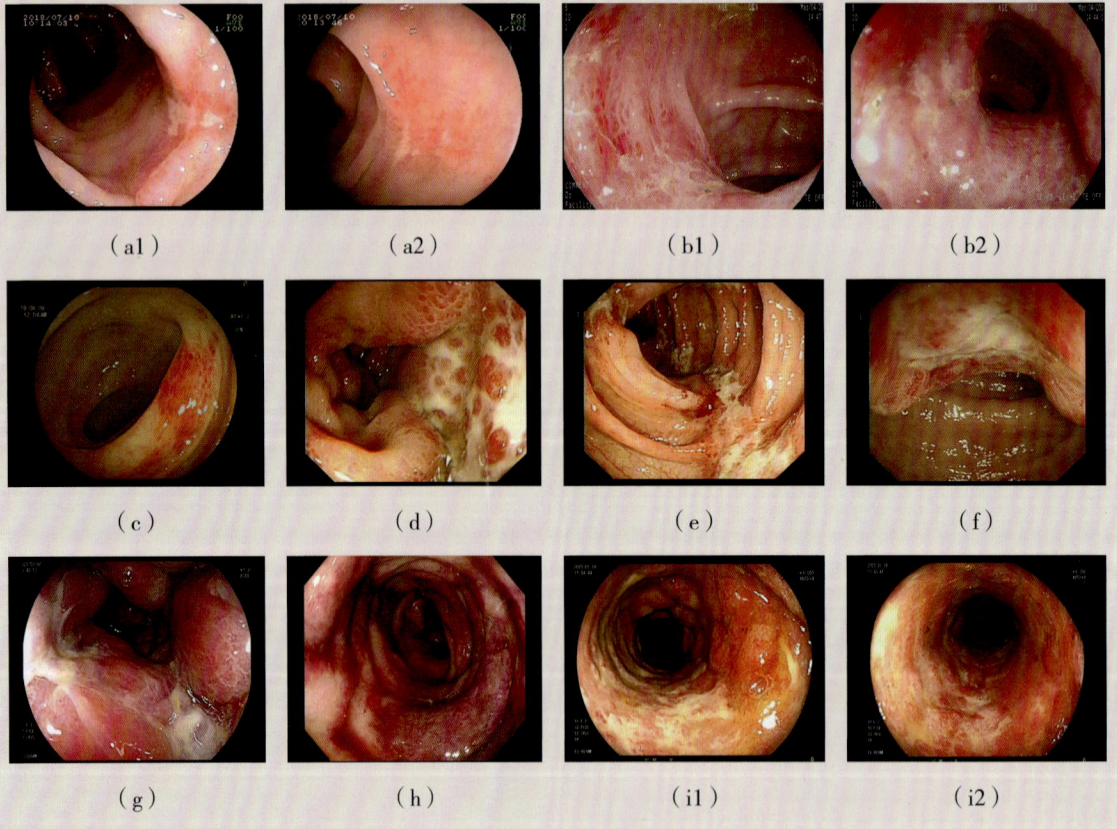

(a1) (a2) (b1) (b2)
(c) (d) (e) (f)
(g) (h) (i1) (i2)

内镜下主要表现与特征：①缺血性结肠炎主要发生于肠系膜下动脉支配区域的肠管，即乙状结肠、降结肠和横结肠近脾曲，直肠极少累及。②病情程度轻重不一。较轻者，以偏侧黏膜发红、纵向糜烂、浅溃疡为主（图 a1-b2）；病情较重时，黏膜明显肿胀、水肿并呈暗红色，见斑片状出血点（"虎爪印"，图 b1、c、d）和形态各异溃疡（图 d-f），累及肠壁四周，可有肠腔狭窄（图 g）和自发性出血（图 h）。③轻症者病变有一定自限性，数周后可减轻或消失；重症者可持续数月（图 i1、i2）。

需要鉴别的疾病： 结肠感染性疾病、溃疡性结肠炎、结肠型克罗恩病、结肠肿瘤、结肠淋巴瘤、药物性肠病、伪膜性肠炎等。

> **相关说明**
>
> 　　主要病因为非闭塞型肠系膜血管缺血，好发于中老年人。典型特征为起病急（典型症状为突发腹痛后血便），体征不显著，重症者循环障碍严重，穿孔风险较高。症状非特异或表现特殊者，如直肠型或右半结肠型缺血性肠炎时易误诊。因病变由系膜侧血管支配区域受累后首先发生，部分溃疡早期呈现纵形特征，需与结肠克罗恩病作鉴别。

结肠病变术后吻合口缺血性肠病

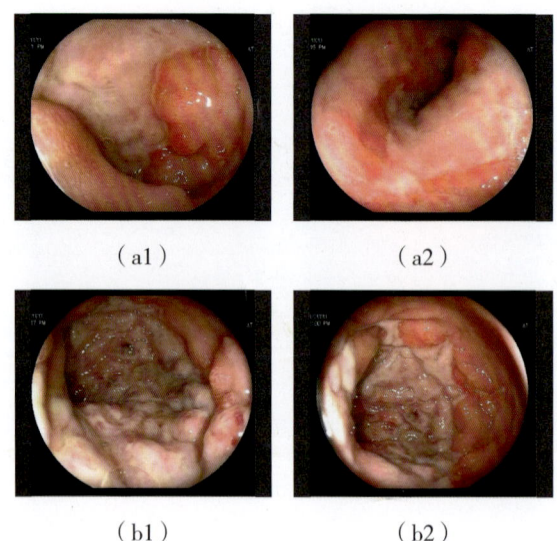

(a1) (a2)
(b1) (b2)

内镜下主要表现与特征：①既往有结肠病变手术史；②术后数月起出现吻合口周围病变，随着时间延长逐渐加重；③主要表现为吻合口周围巨大溃疡，呈环周性或偏侧分布（图a1、b1-b2）；④溃疡深浅、大小不一，底部平坦（图a2、b1）伴白苔，溃疡边缘相对光整或轻度隆起（图b1、b2）。

需要鉴别的疾病：吻合口周围炎、肿瘤或基础疾病复发、肠贝赫切特病、腹腔病变压迫。

> **相关说明**
>
> 吻合口慢性溃疡主要由吻合口血供不良、张力过高、吻合口瘘、基础血管病变等引发，需与原发疾病复发鉴别，药物治疗效果不甚理想。

肠道血管瘤性疾病：动脉瘤

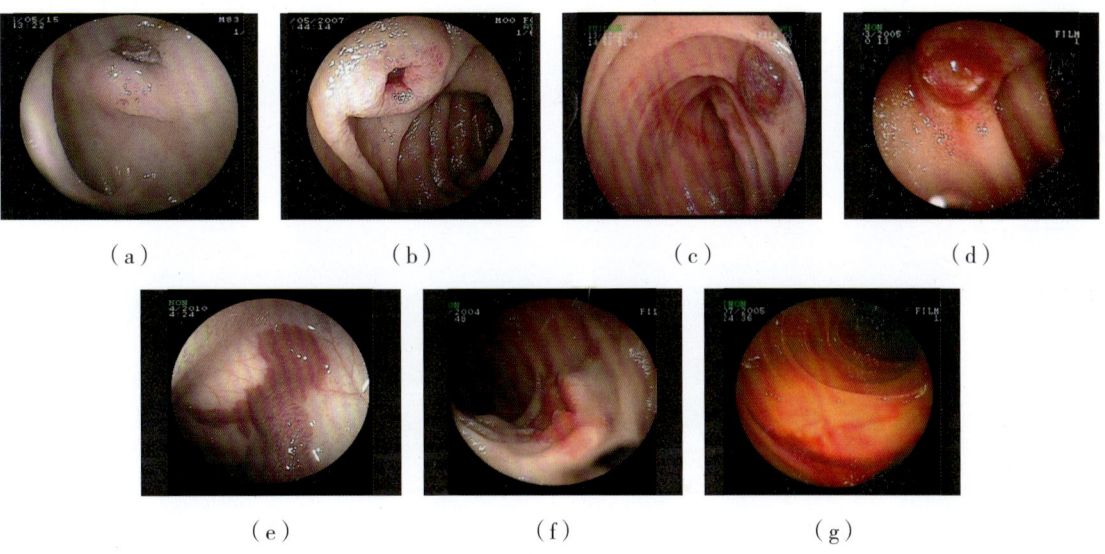

(a)　　　　(b)　　　　(c)　　　　(d)

(e)　　　　(f)　　　　(g)

内镜下主要表现与特征： 肠道动脉瘤多数位于黏膜下层，内镜下有特征性表现，大体形态分为息肉型、乳头型和地图型。①息肉型可呈半球型隆起，中央可见裸露血管或新鲜血痂，出血间期可因血管收缩而凹陷（图a、b）。②乳头型常凸起于黏膜表面，呈鲜红色，常伴有渗血（图c、d）。③地图型多为海绵状动脉瘤，形态多样，部分可高于黏膜表面（图e-g）；可伴或不伴有搏动。

需要鉴别的疾病： 小肠间质瘤、小肠息肉、小肠血管畸形、蓝色橡皮泡痣综合征等。

> **相关说明**
>
> 动脉瘤多数为单发。临床上多依据病史结合血管CT血管造影（CT angiography，CTA）或DSA疑诊。内镜下病灶特征有助于确诊。发现病灶后可在其周围注射纳米碳或放置金属钛夹标注，以便术中准确定位。

肠道血管瘤性疾病：静脉瘤

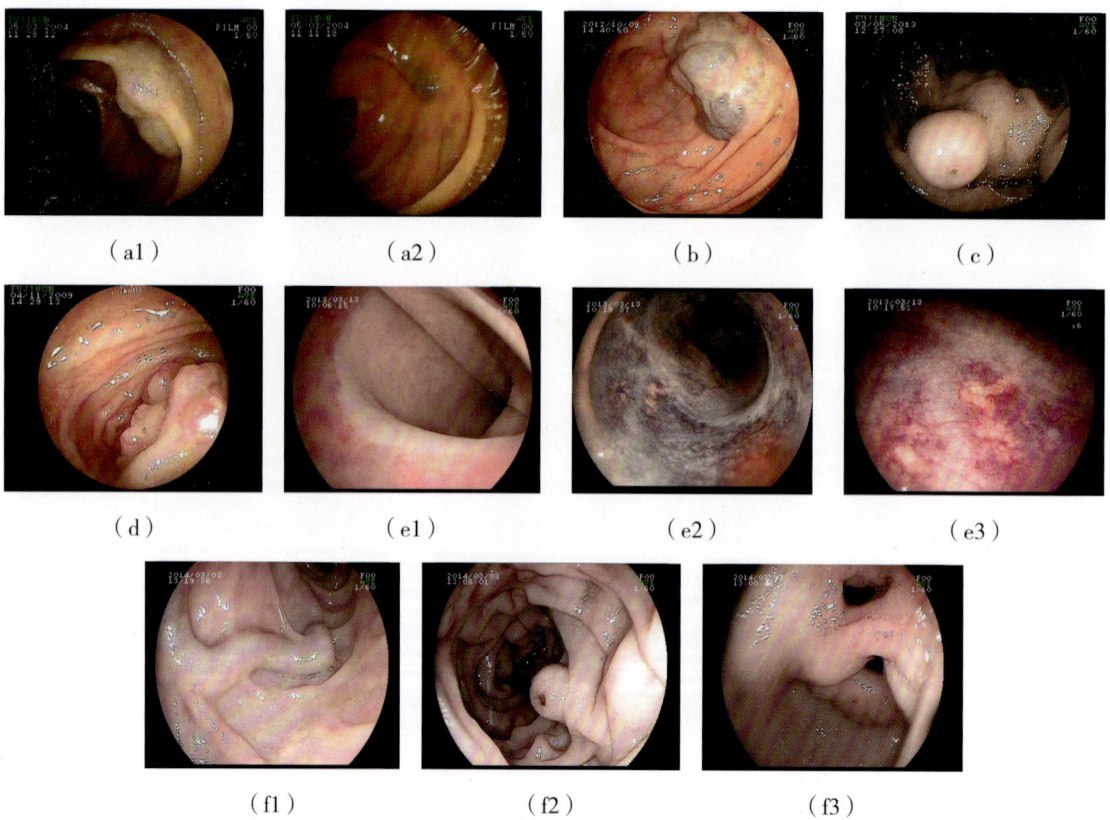

(a1) (a2) (b) (c)
(d) (e1) (e2) (e3)
(f1) (f2) (f3)

内镜下主要表现与特征：①静脉瘤可累及肠道任何部位，小肠相对多见；②内镜下可单发或多发，病灶凸向腔内，呈长条状或不规则团块状，表面呈青紫色（图a1-d），部分伴红色征（图d）；③黏膜内或黏膜下细小静脉瘤样扩张常合并小动脉扩张，内镜下呈片状暗红色改变，不高于黏膜面，色素内镜观察可清晰显示病灶特征（图e1-e3）。

需要鉴别的疾病：腺瘤性息肉、肠道黏膜下肿瘤、淋巴瘤、淋巴管血管瘤、动静脉畸形等。

> **相关说明**
>
> 图f1、f2为十二指肠多发性静脉瘤，图f3伴双幽门管畸形。

肠道非肿瘤性血管病变：动静脉畸形

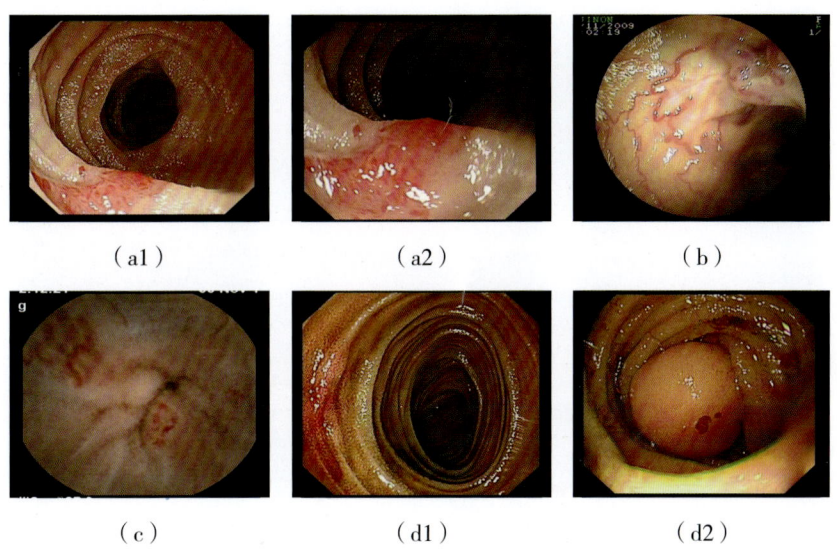

（a1） （a2） （b）

（c） （d1） （d2）

图 d 由浙江医科大学附属第二医院王小英提供

内镜下主要表现与特征：①结肠多见；②表现为黏膜团状、片状隆起性改变，表面呈红色或暗红色，可见条状或树枝状血管扩张、增生，部分血管放射到周围黏膜（图 a1-c）；③部分表面有红色征，当渗血明显时血管显露常不显著，可合并他肠道疾病。

需要鉴别的疾病：海绵状血管瘤、毛细血管发育不良症、肠道血管扩张症、肠道异位静脉曲张。

相关说明

好发于中老年人群，无明显性别差异。临床表现为间歇性消化道出血和中重度失血性贫血。图 d1、d2 为小肠血管畸形出血合并小肠脂肪瘤。

肠道非肿瘤性血管病变：肠道血管发育不良症

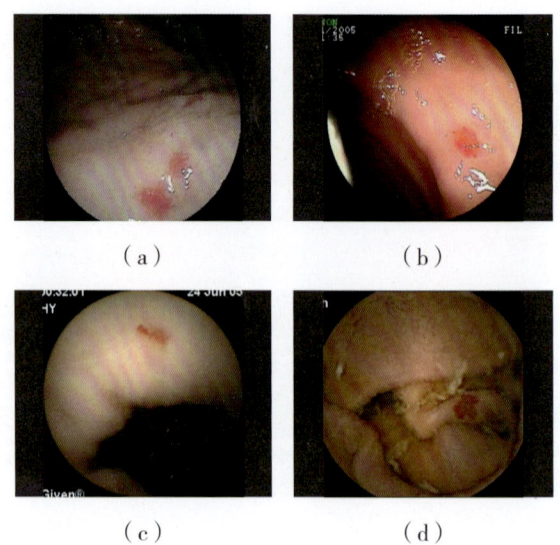

(a) (b) (c) (d)

内镜下主要表现与特征：病变多数位于回肠中下段和右半结肠。内镜下可表现为散在、多发鲜红色斑点状病灶，平坦且不高于黏膜面，直径为2～5 mm（图a、b），出血时以缓慢渗血为主，肠腔内灌注注射用水有利于检出活动性出血的病灶（图c、d）。

需要鉴别的疾病：肠道Dieulafoy病、动脉瘤、毛细血管扩张症等。

> **相关说明**
>
> 多见于中老年患者。临床表现以慢性缓慢失血多见，严重者可导致中/重度小细胞低色素性贫血。内镜下见活动性出血时，可采用APC或金属钛架治疗；药物治疗中，沙利度胺（25～75 mg/d）有一定疗效。

肠道非肿瘤性血管病变：结肠毛细血管扩张症

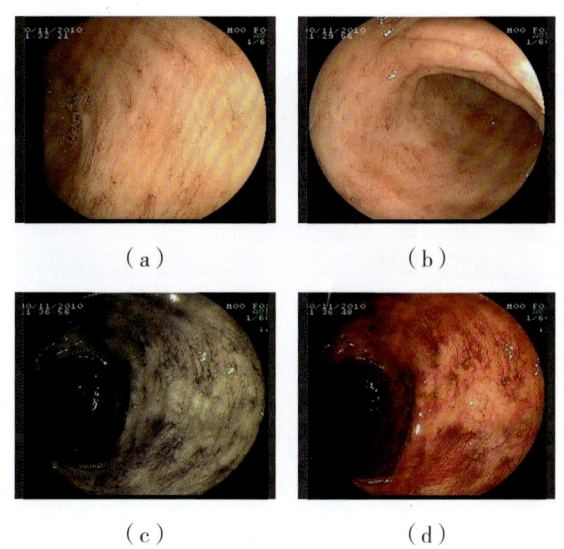

(a)　　　　(b)

(c)　　　　(d)

内镜下主要表现与特征：①病变位于结肠，以右半结肠相对多见；结肠黏膜背景基本正常，见大量暗红色树枝样扩张血管，大小为数毫米到数厘米（图 a、b），边界清晰，部分融合成片状，电子染色内镜下显示更清晰（图 c、d）；②内镜操作碰擦到肠壁时易引发出血。

需要鉴别的疾病：多发性血管瘤、遗传性出血性毛细血管扩张症、肠道血管发育不良症。

相关说明

临床上可有慢性消化道出血，以反复发作为主，中老年患者为多见。

肠道非肿瘤性血管病变：遗传性出血性毛细血管扩张症

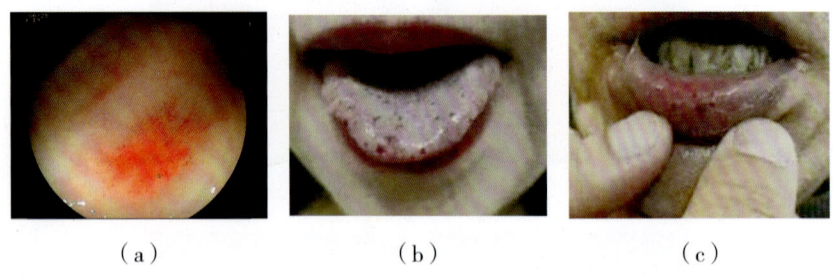

(a)   (b)   (c)

内镜下主要表现与特征： 全消化道均可见大小不一的红斑和片状分枝状血管扩张，周边可有淡色晕样表现，大小约1 cm（图a）；部分病灶可有活动性渗血。

需要鉴别的疾病： 黏膜内小动脉瘤、肠道毛细血管扩张症、肠道血管发育不良症。

> **相关说明**
>
> 本病为常染色体显性遗传病，多有家族史；其特征是全身皮肤、黏膜、舌苔的末梢血管扩张（图b、c），肺动静脉瘘，脑血管畸形和反复鼻出血史。

肠道非肿瘤性血管病变：直肠黏膜下恒经动脉破裂出血（Dieulafoy 病）

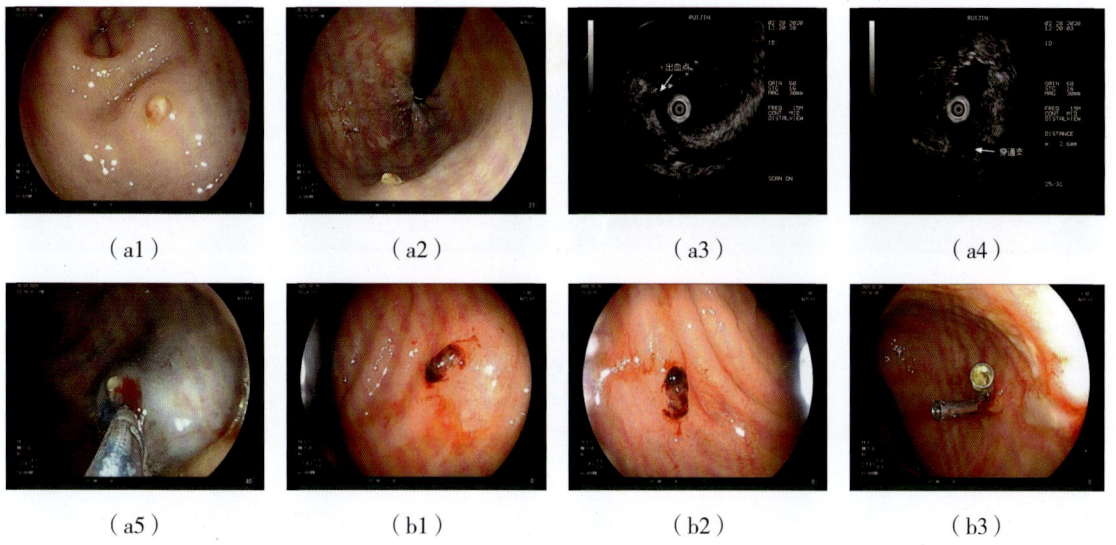

（a1） （a2） （a3） （a4）

（a5） （b1） （b2） （b3）

内镜下主要表现与特征：①病变多位于距齿状线 8～10 cm 内的直肠，浅小隐匿且单发（图 a1、a2）；②活动性出血时可见鲜血自轻度隆起的正常黏膜中涌出；③非活动性出血时可见黏膜缺损，伴小动脉裸露或血凝块附着，无溃疡形成（图 b1-b2）；④超声内镜可显示出血点及黏膜下血管交通支（图 a3、a4）。

需鉴别的相关疾病：直肠息肉出血、直肠或痔静脉曲张出血、血管瘤等。

> **特殊说明**
>
> 本病起病急、出血量大，易误诊为痔疮出血。急诊内镜联合超声内镜可确诊。内镜下治疗（金属钛夹夹闭、电凝术、硬化剂/组织胶注射）都有良好效果（图 a5、b3）。

肠道非肿瘤性血管病变：蓝色橡皮泡痣综合征

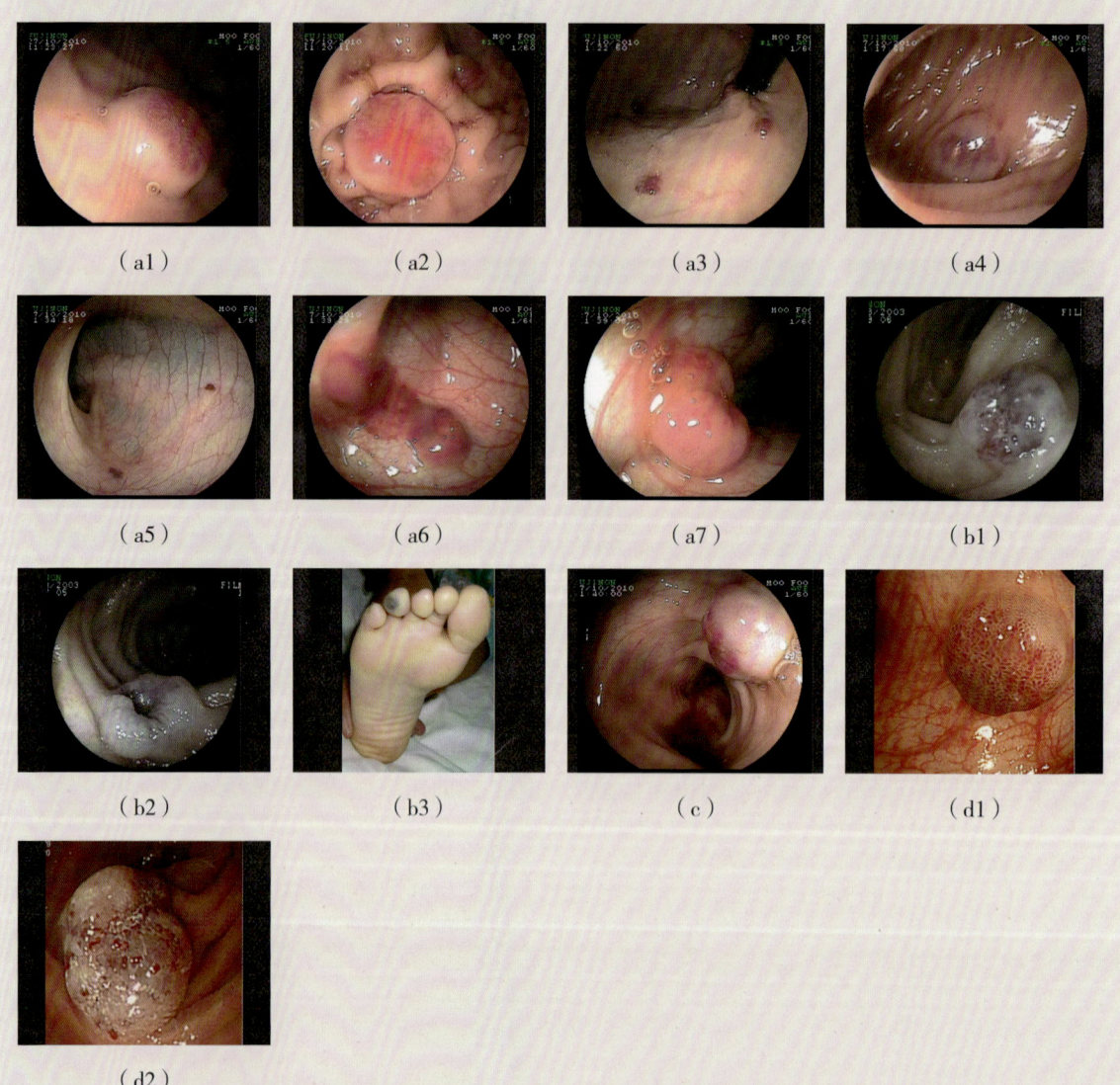

图片 d 由南方医科大学珠江医院谢玥提供

内镜下主要表现与特征：①可见于消化道任何部位，包括胃（图 a1-a3）、远端小肠（图 a4、b1-b2）和结肠（图 a5）；②内镜下为多发类圆形或不规则形紫泡或暗红色凸起（图 a4、a7、b2），大小 0.5~1.5 cm 不等，偶呈条索状（图 a6）；③部分表面有红色征，提示血管壁薄易出血（图 c、d1、d2）；④体表皮肤（面部、手脚掌面、躯干等）有青蓝色橡皮样痣（图 b3）。

需要鉴别的疾病：动脉瘤、静脉瘤、毛细血管发育不良症、肠道异位静脉曲张等。

> **相关说明**
>
> 消化道出血、小细胞低色素性贫血是主要表现，儿童患者居多。

肠道非肿瘤性血管病变：静脉硬化性结肠炎

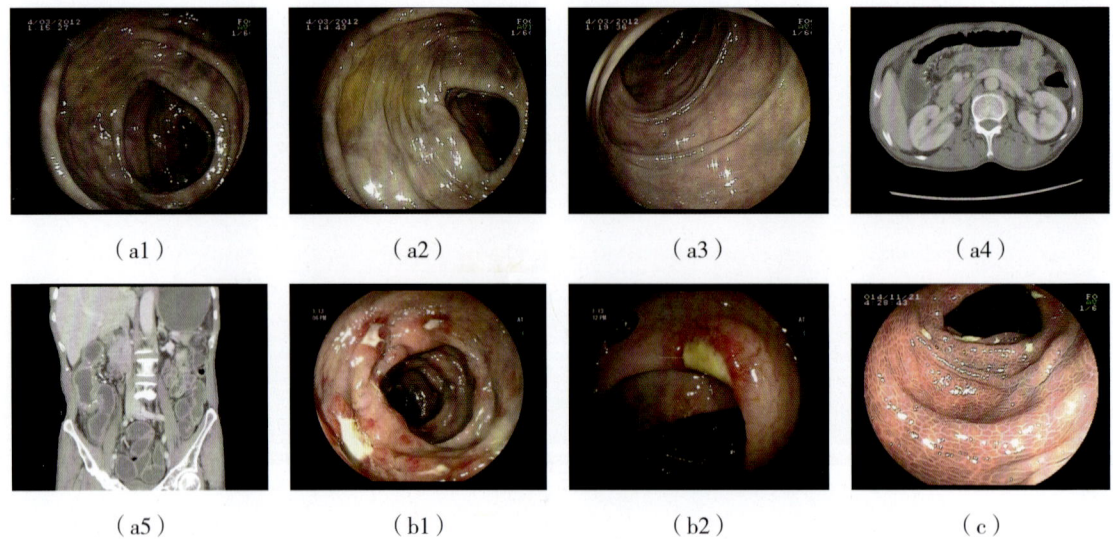

（a1） （a2） （a3） （a4）

（a5） （b1） （b2） （c）

内镜下主要表现与特征：①病变主要位于结肠，末端回肠可受累；②病变区域黏膜连续性水肿，呈暗青紫色、青灰色，近端结肠（图a1、a2）明显重于远端（图a3）；③部分肠段见大小不等的浅溃疡形成，溃疡边缘见暗红色环形征，提示缺血明显（图b1、b2）。

需鉴别的相关疾病：结肠褐色素沉着症、缺血性肠病、溃疡性结肠炎。

> **特殊说明**
>
> 小肠CT可见特征性变化：近段结肠肠壁内、小静脉见点状、小条状钙化物沉积，以肠系膜上静脉回结肠支和盲肠支最明显（图a4、a5）；部分患者有长期服用中药、药酒史。

特殊案例的图片：源于蒽醌类药物的结肠褐色素沉着症与本病区别在于，褐色素沉着多见于远端结肠，内镜下黏膜色素沉着为网格状，病灶间有正常色泽分隔（图c）。

肠道非肿瘤性血管病变：
局限性门静脉高压伴肠道静脉曲张

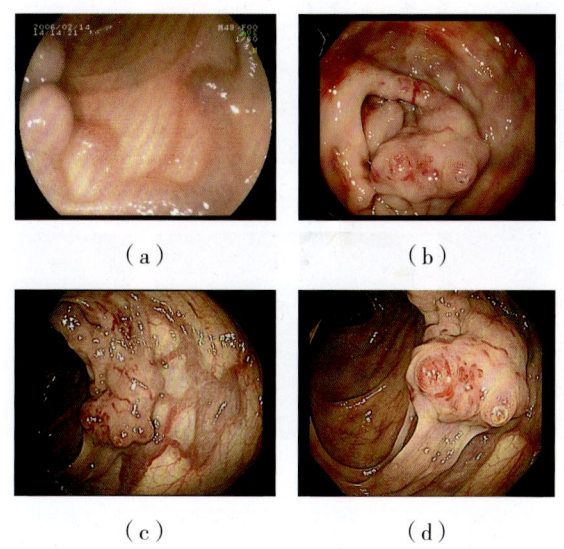

(a)　　　　　(b)
(c)　　　　　(d)

内镜下主要表现与特征：①局限性门静脉高压症多数由腹腔内疾病引发；②内镜下以区域性或孤立性静脉曲张多见，可同时伴有食管下端或胃底静脉曲张；③以团块状、结节状静脉球或静脉怒张为主，表面常有红色征，周围伴有条状不规则静脉曲张；④发生部位以十二指肠（图 a、b）、结肠（图 c、d）、小肠多见。

需鉴别的相关疾病：小肠海绵状血管瘤、静脉瘤、蓝色橡皮泡痣综合征等。

> **特殊说明**
>
> 胰源性门静脉高压症又称左侧门静脉高压症，多数是胰腺疾病（如胰腺炎、胰腺肿瘤、假性囊肿等）导致门静脉系血管（主要是脾静脉和部分门静脉）回流障碍所致；其他腹腔疾病包括肿瘤腹腔转移、胃肠手术后粘连、腹腔内脏器移位等。

肠道非肿瘤性血管病变：门静脉高压性肠病

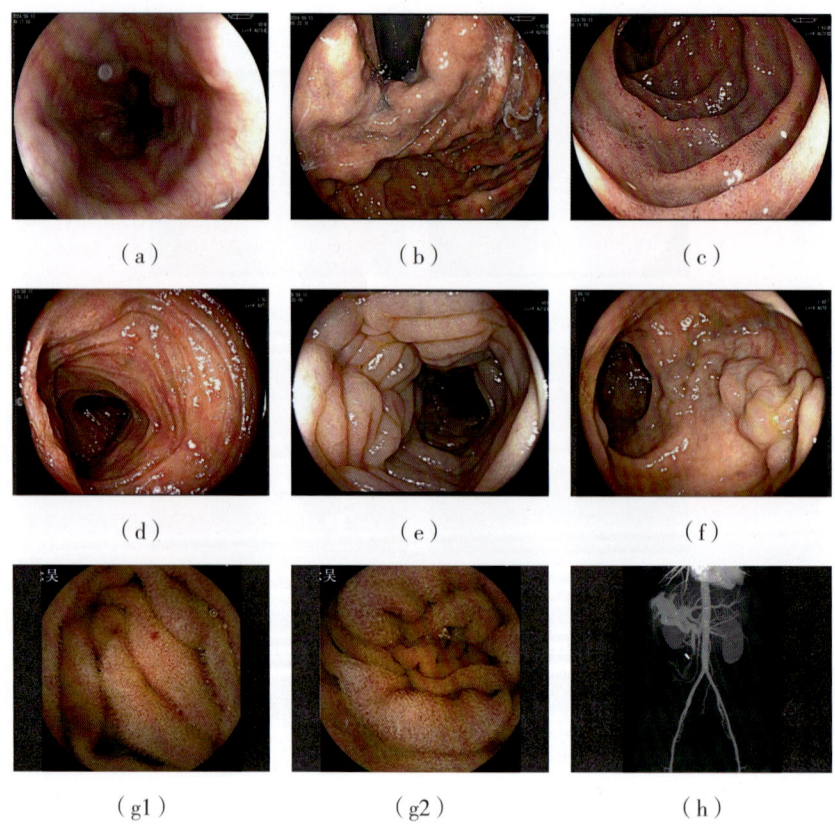

(a)　(b)　(c)
(d)　(e)　(f)
(g1)　(g2)　(h)

图片由上海第十人民医院王晓蕾提供

内镜下主要表现与特征：①病变可影响食管下段以下的所有消化道，但各部位表现存在特征性差异。②食管与胃可表现为不同程度的食管/胃底静脉曲张（图 a、b），胃体、胃底黏膜呈蛇皮样改变，伴散在黏膜糜烂、出血等表现。③小肠肠壁色泽呈青紫色、暗灰色，伴有水肿透亮和散在黏膜下出血点等（十二指肠水平段，图 c；末端回肠，图 d），小肠绒毛轻度变短萎缩（图 g1、g2）。④结肠黏膜明显水肿透亮，肠腔因水肿轻度狭窄（图 e）。⑤直肠肛管部有明显静脉曲张、迂曲，部分伴红色征（图 f）。

需鉴别的相关疾病：缺血性小肠炎、自身免疫性肠炎、药物性消化道损害、蛋白丢失性肠病、静脉硬化性结肠炎、混合痔。

> **特殊说明**
>
> 　　肝硬化门静脉高压史对诊断至关重要；图 h 为血管 CTA 提示肝动脉 – 门静脉瘘引发门静脉高压，表现为门静脉扩张和引流区域血管扩张和淤血。

肠道非肿瘤性血管病变：
特发性肠系膜静脉肌内膜增生症

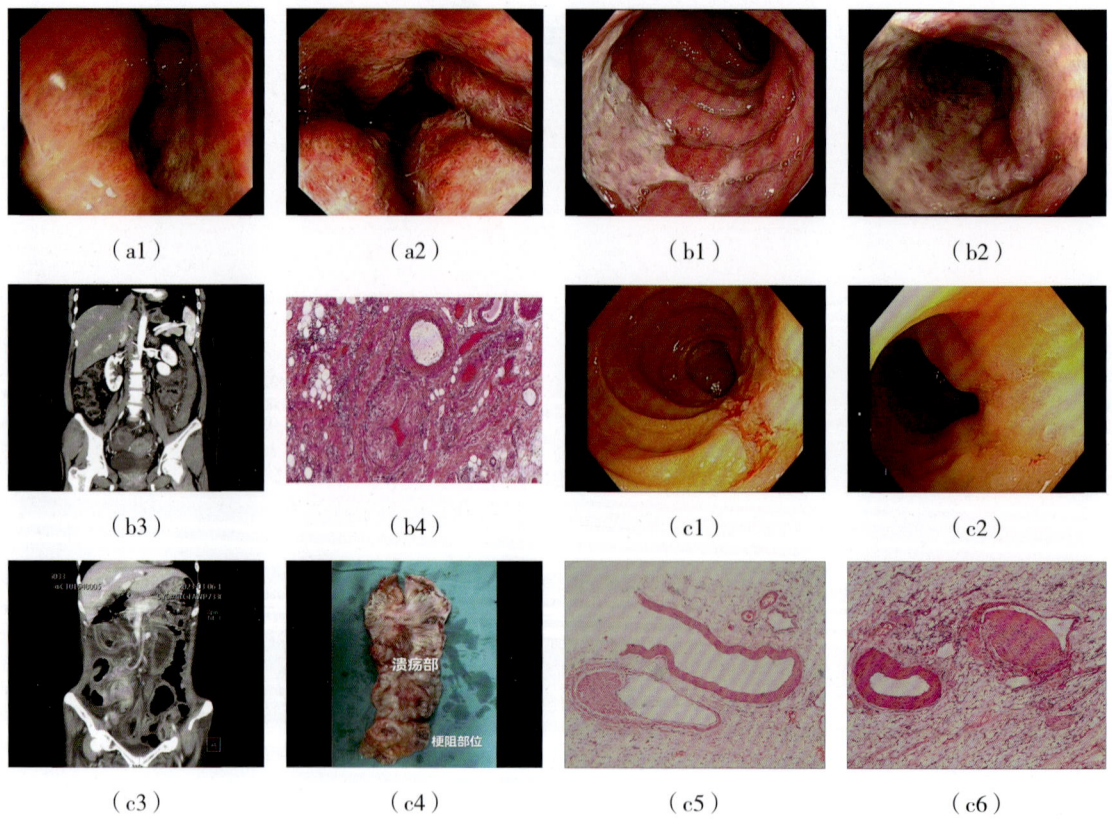

（a1） （a2） （b1） （b2）
（b3） （b4） （c1） （c2）
（c3） （c4） （c5） （c6）

图片 b 由浙江大学医学院附属第二医院陈妙研提供

图片 c 由中南大学附属湘雅第二医院欧阳春晖提供

内镜下主要表现与特征：①病变多见于左半结肠，次发于结肠其他部位，小肠（末端回肠）相对罕见。②病变处表现多样。急性期可有明显充血水肿、黏膜糜烂和肠腔狭窄（图a1、a2）；溃疡形态可为纵向（图c1、c2）或不规则片状/节段性，边缘相对清晰，周围无肉芽组织增生。③受累肠段肠壁蠕动差，僵硬感明显（图b1、b2）；黏膜上皮无增生或增殖性改变。

需鉴别的相关疾病： 缺血性结肠炎、慢性活动性溃疡性结肠炎、克罗恩病、肠贝赫切特病、肠道淋巴瘤、小肠结肠淋巴细胞性静脉炎。

> **特殊说明**
>
> 本病内镜下缺乏特异性改变，与相关疾病鉴别诊断困难；小肠CT和CTA可见受累肠管广泛水肿增厚伴渗出，可有狭窄和内瘘形成，分层强化不明显，缺乏梳状征（图c3）；但可见系膜动静脉增粗、迂曲（图b3）；确诊依赖于手术后病理检查（图c4），其最核心的特征为肠系膜静脉管壁明显增厚，内膜平滑肌不规则增生，管腔狭窄，无血管炎性改变（图b4、c5-c6）；弹力纤维染色发现静脉内膜下弹力纤维紊乱增生，平滑肌肌动蛋白染色阳性提示肌内膜增生。

缺血坏死性小肠炎

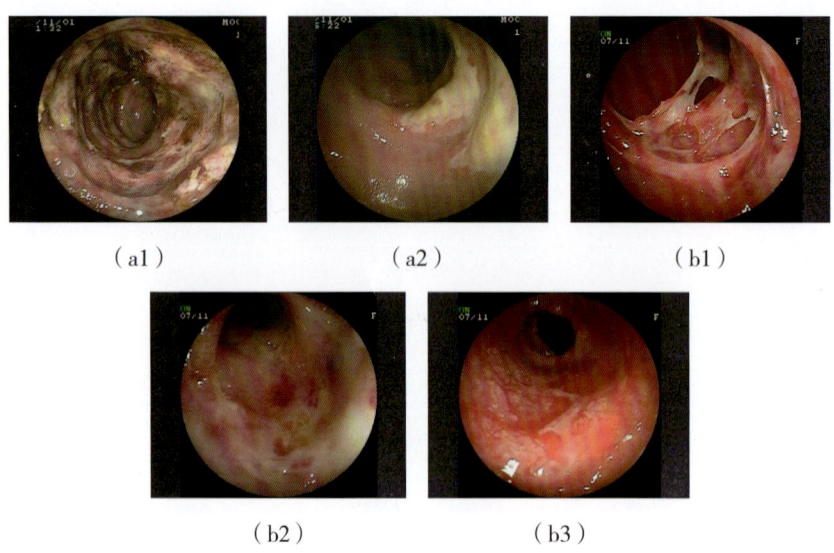

（a1） （a2） （b1）

（b2） （b3）

内镜下主要表现与特征：①内镜下以节段性或多节段性肠管受累为主，空肠相对多见（图a1-b3）；②以急性期表现为特征，肠壁充血水肿明显、片状或环周黏膜糜烂、浅溃疡形成（图a1、a2）；③黏膜脱落坏死，溃疡表面可覆有脓性分泌物（图b1、b2），可有血性渗出物（图b3）、肠腔狭窄。

需鉴别的相关疾病：细菌或病毒性小肠炎、小肠淋巴瘤、自身免疫性肠炎、小肠过敏性紫癜、药物性小肠炎。

> **特殊说明**
>
> 好发于老年人或伴基础疾病者，包括肠系膜上/下动脉硬化伴闭塞、血栓性疾病、严重自身免疫病、移植物抗宿主病、房颤、高脂血症。详细询问既往疾病史、用药史，小肠CT/CTA对本病病因诊断有重要价值。

恶性萎缩性丘疹病（Degos 病）

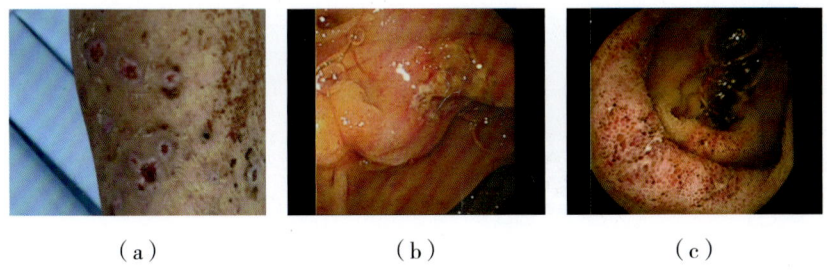

（a）　　　　　　（b）　　　　　　（c）

内镜下主要表现与特征：①消化道以小肠和结肠受累相对多见；②呈非特异性改变，病变区域黏膜有充血、糜烂和不规则溃疡，部分溃疡较深（图 b），可伴发出血或穿孔。小肠内可见节段性或弥漫性黏膜下出血点和不规则溃疡（图 c）。

需鉴别的相关疾病：过敏性紫癜、药物性消化道损害、缺血性肠炎、嗜酸性粒细胞性胃肠炎等。

> **特殊说明**
>
> 本病属罕见病，可能与常染色显性遗传、自身免疫异常和纤溶活性降低等诸多因素有关，临床预后不佳。核心病理为皮肤、胃肠道或其他脏器细小动脉多发性血栓形成，涉及部位包括中枢神经系统、心、肾、眼睛等。皮肤改变常为首发表现，早期为丘疹，并有斑块状、条纹状色素沉着，色泽多样，形态不规则（图 a），四肢、躯干、面部和头皮均可出现。

小肠淋巴管疾病

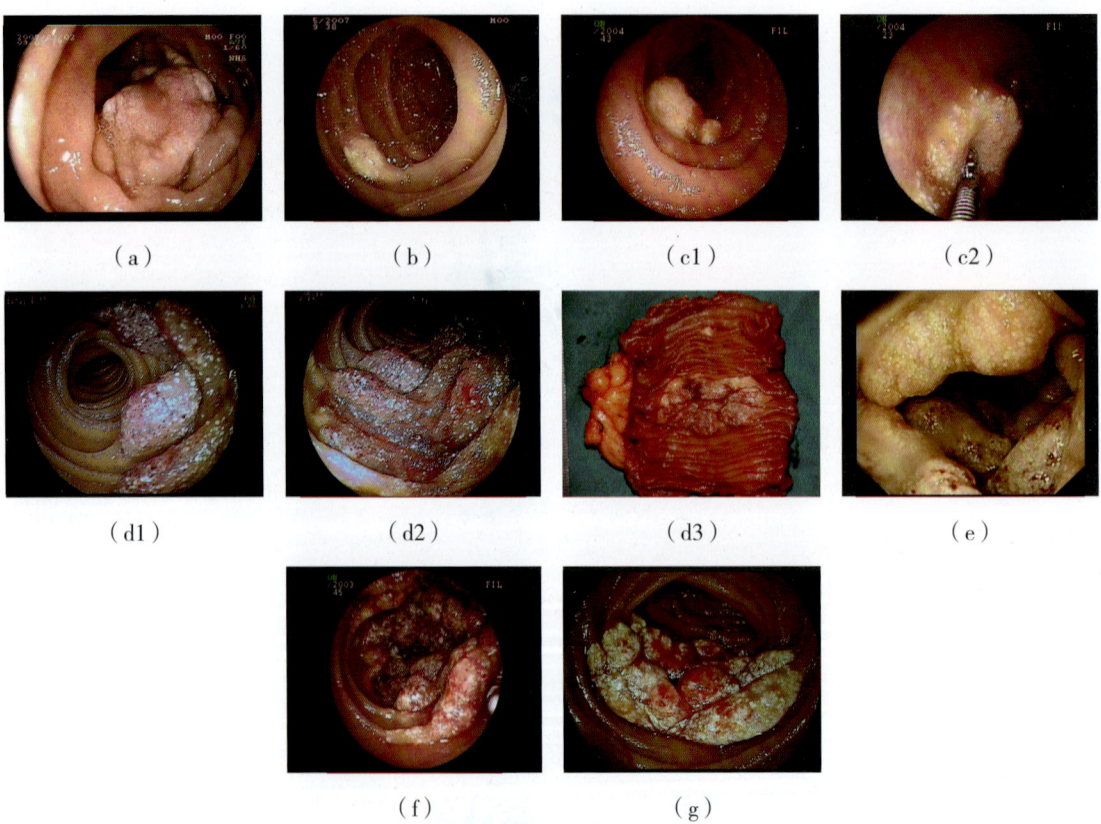

(a)　(b)　(c1)　(c2)　(d1)　(d2)　(d3)　(e)　(f)　(g)

内镜下主要表现与特征：小肠淋巴管疾病多见于十二指肠和空肠。内镜下表现为弥漫性白点/斑片样扩张、地图样扩张。内镜下可见乳白色点状隆起，融合成片，质地柔软，伴血管（静脉为主）成分时为暗紫色（图d-g），并凸向腔内。通常并不引起梗阻，但可有不同程度出血。

需要鉴别的疾病：小肠静脉瘤、小肠淋巴瘤。

> **相关说明**
>
> 小肠淋巴管瘤（图a）与单纯淋巴管扩张症（图b-c2）在内镜下不易鉴别，需要组织病理检查确诊。

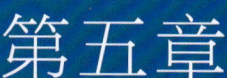

第五章

肠道结构异常性疾病

十二指肠/空肠憩室

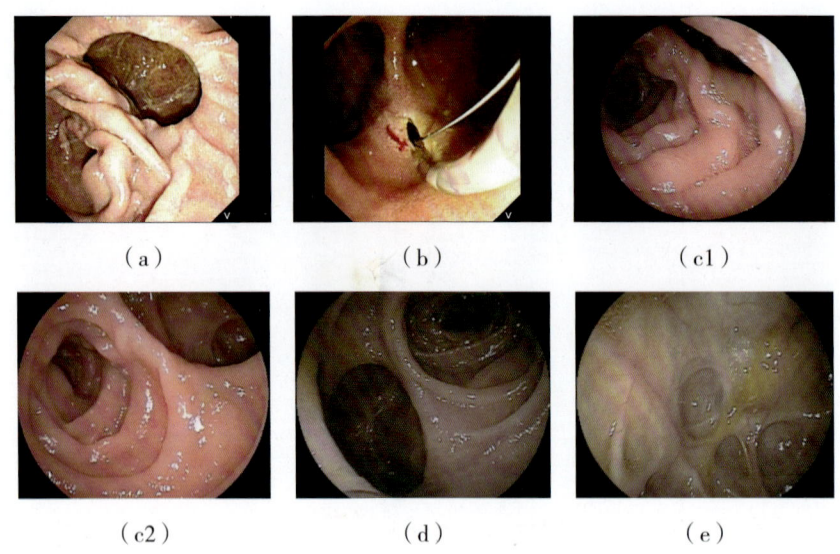

(a)　　　　　(b)　　　　　(c1)

(c2)　　　　　(d)　　　　　(e)

图 a、b 由中山大学附属第六医院孙家琛提供

内镜下主要表现与特征：①十二指肠憩室多位于十二指肠乳头周围，大小不一，大憩室内可有食物残渣或胆泥残留，并造成乳头偏位（图 a、b）；②空肠憩室多位于空肠上中段，开口宽大，内镜下呈现"双管征"或"猫头鹰眼征"（图 c2、d）；③憩室均为囊袋样结构，囊壁和底部常有反复炎症和溃疡修复后瘢痕（图 e），或可见活动性糜烂或溃疡。

需鉴别的相关疾病：胃十二指肠手术后改变，如空肠 Roux-en-Y 吻合术、小肠重复畸形。

> **特殊说明**
>
> 空肠憩室壁较薄，探查时切忌因反复观察而过度充气，有穿孔风险；对于疑似局部存在憩室但开口显示不清晰时（图 c1），可变动患者体位，利用重力暴露隐藏的憩室开口。

回肠梅克尔憩室

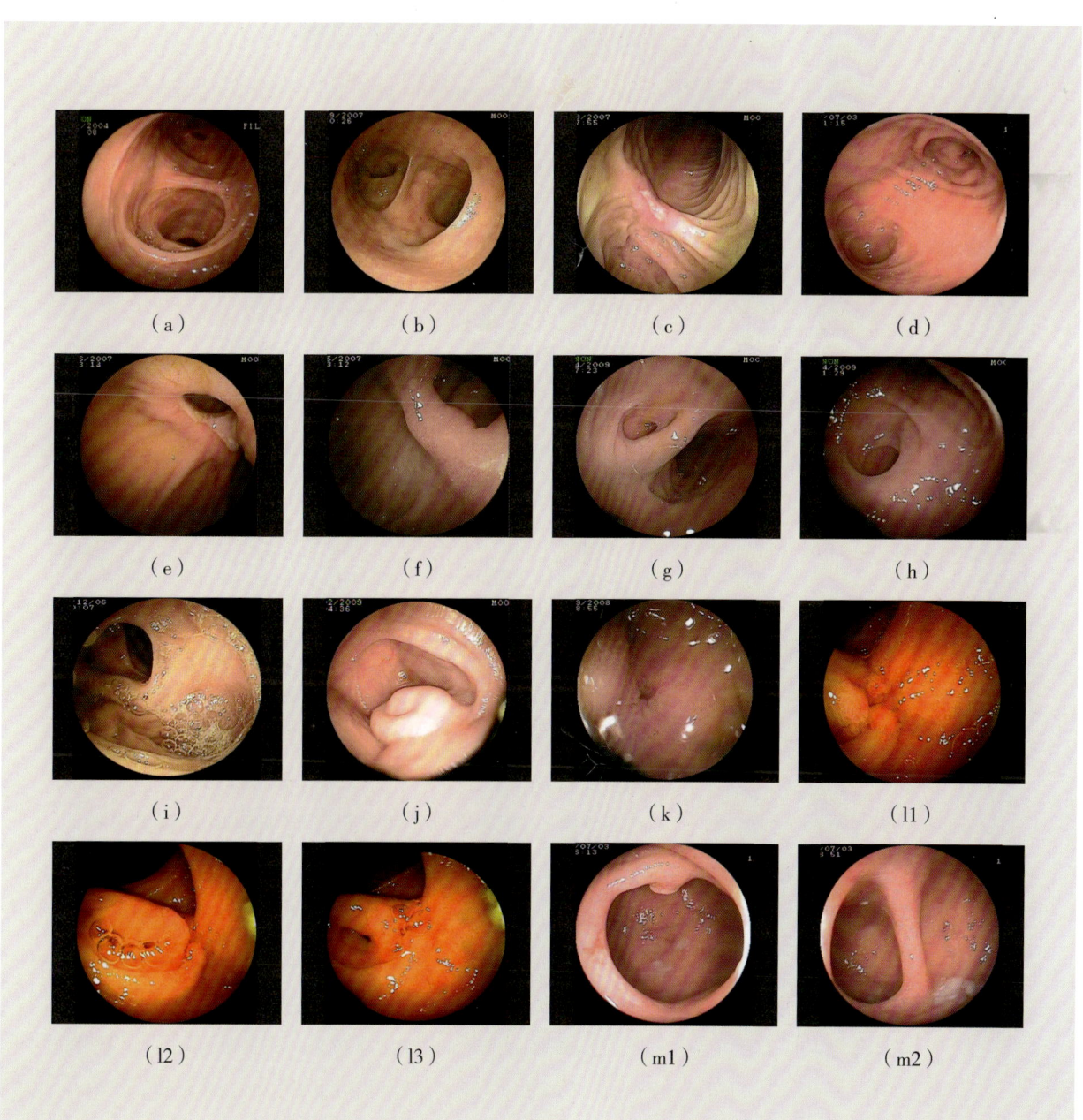

(a) (b) (c) (d)
(e) (f) (g) (h)
(i) (j) (k) (l1)
(l2) (l3) (m1) (m2)

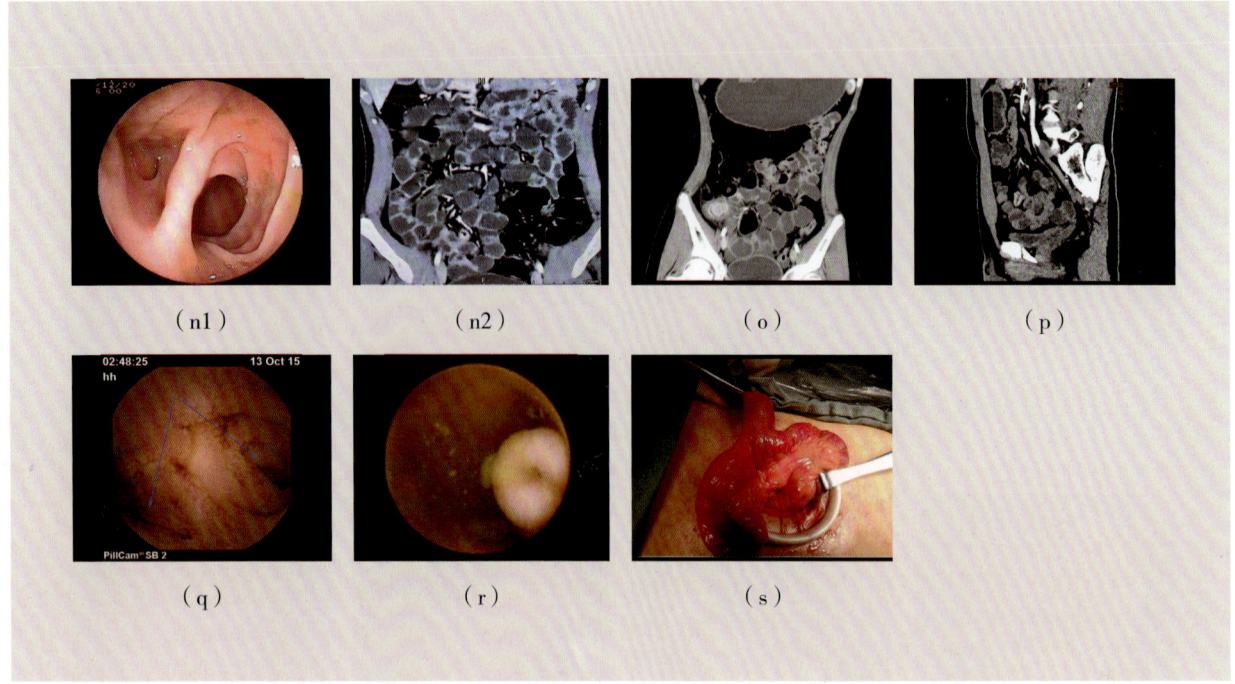

（n1）　（n2）　（o）　（p）
（q）　（r）　（s）

内镜下主要表现与特征：①回肠梅克尔憩室多数位于距回盲瓣60～120 cm的回肠中下段。②梅克尔憩室内镜下形态变化多样，较大开口者，即肠管呈"双开口征"（图a-d），内镜很容易识别；部分开口位于侧壁（图e、f）；小开口者或隐匿开口者，需通过变换体位、注水冲洗、内镜反复钩拉肠管和辨别黏膜皱襞走向后方能显示（图g-i、图l1-l3、图m1-m2）。③特殊表现包括类息肉样隆起伴中央有凹陷，实为憩室内翻入肠腔（图j-k、r）。④部分憩室开口处如鞍部、颈部或底部可见白苔溃疡（图c、图e-f）。

需鉴别的相关疾病：肠道手术后改变、小肠重复畸形、小肠息肉、肠套叠、隐源性多发性溃疡性狭窄性小肠炎（CMUSE）、药物性小肠损伤等。

> **特殊说明**
>
> 梅克尔憩室多数可无症状，成人有症状者与儿童不同，以不明原因消化道出血多见；气囊小肠镜是确诊手段；小肠CT（图n1、n2、o、p）和胶囊内镜的阳性率不高（图q、r），仅为20%～30%；出血期同位素扫描有一定阳性率；手术探查时虽然重点在回肠（图s），但应全小肠系统探查。

结肠多发性憩室伴憩室炎或活动性出血

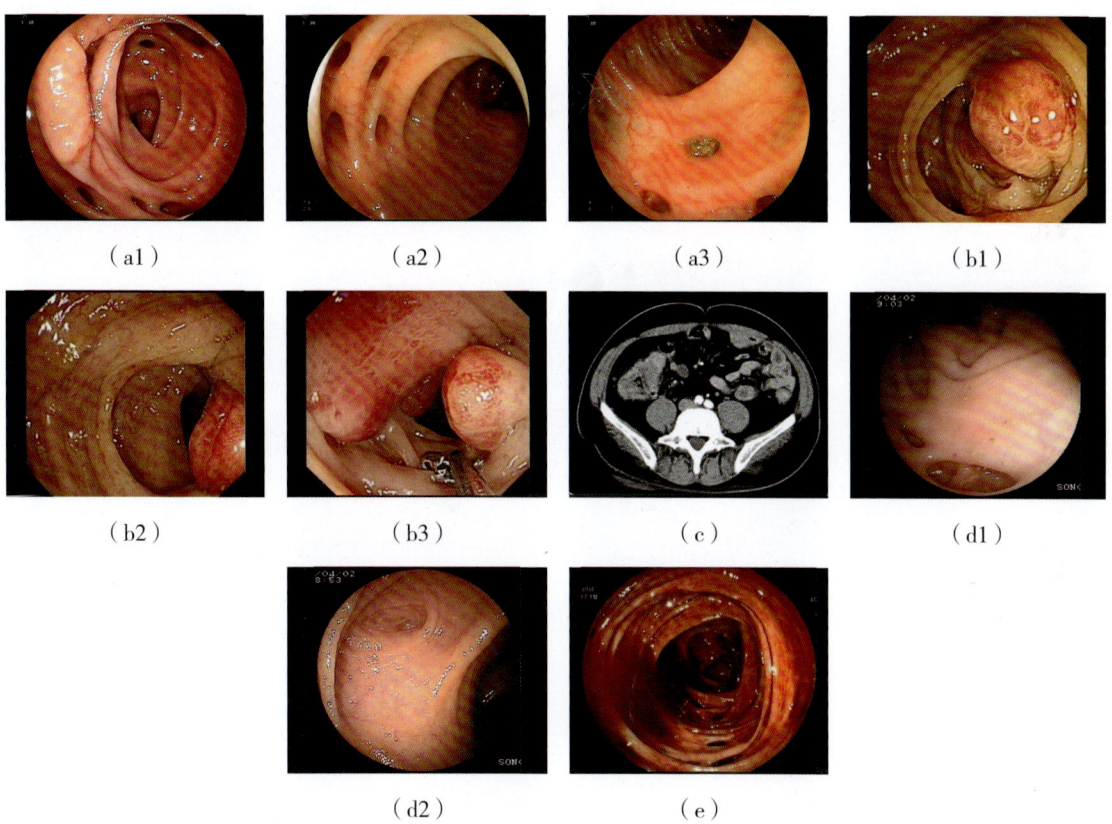

（a1） （a2） （a3） （b1）
（b2） （b3） （c） （d1）
（d2） （e）

内镜下主要表现与特征：①结肠憩室相对多见于盲肠和乙状结肠区域（图 a1–a3）；②内镜下见单个或多个大小为 0.5～1.5 cm 的椭圆形开口，可有粪便嵌顿其中（图 a3）；③部分可见黏膜内翻，表面片状充血（图 b1、b2），伴发感染时可有脓性分泌物从憩室内流出；④乙状结肠因肠腔相对较小，憩室内翻、感染或炎症、穿孔后局限性腹膜炎可造成肠壁水肿和管腔狭窄，内镜通过困难（图 b3、c）。少部分结肠多发性憩室者（图 d1）可同时伴有回肠末端憩室（图 d2）。

需鉴别的相关疾病：左半结肠缺血性肠炎、结肠息肉、慢性阑尾炎、结肠良性肿瘤等。

特殊说明

结肠憩室炎可造成消化道出血，盲肠部憩室出血时可反流进入末端回肠，需与小肠源性消化道出血鉴别；当疑有憩室出血时，可在肠腔充分冲洗后，向肠管内灌注生理盐水，可见血液从憩室内缓慢渗出。多发性出血时，出血源判断较困难（图e）。

先天性肠道结构异常：小肠重复畸形

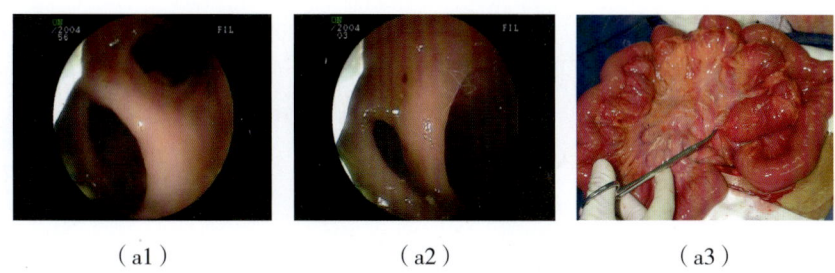

（a1） （a2） （a3）

内镜下主要表现与特征：①病变多见于回肠；②内镜下可见"双管样"开口（图a1），其中开口略小的多为重复部分小肠，内镜可进入其中，前行后可达盲端（"憩室样管状重复畸形"）或抵达远端开口（"并列型管状重复畸形"）（图a2）；③部分重复肠管开口处或内部见溃疡。

需鉴别的相关疾病：小肠梅克尔憩室，肠道Roux-en-Y手术后。

> **特殊说明**
>
> 重复肠管内可含有异位胃黏膜或胰腺组织，其分泌的胃酸或胰酶可导致黏膜溃疡、出血或穿孔；小肠CT或钡剂灌肠对诊断和定位有帮助，手术是明确诊断（图a3）和治疗的唯一方法。

先天性肠道结构异常：肠道旋转不良

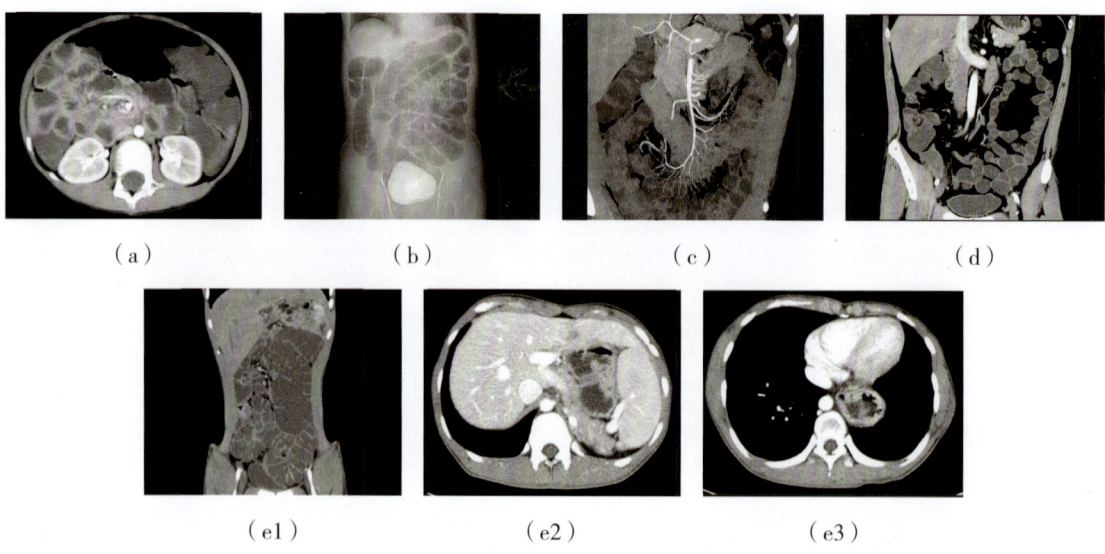

(a) (b) (c) (d)

(e1) (e2) (e3)

影像学（小肠CT）下主要表现与特征：肠道旋转不良多数发生于小肠，其次为结肠；内镜下肠道黏膜可无异常改变，但肠管结构和排列异常可造成内镜操作困难。影像学下可见多种特征性异常改变，包括：空肠右位（图a）、回肠左位（图b）、肠系膜上动脉偏向一侧（图c）、部分腹腔空虚（图d、a）、结肠框消失，结肠异常扩张及偏侧（图e1）、腹腔内其他脏器受压移位，如胰腺移位（图e2）、膈肌抬举（图e1）、食管裂孔疝（图e3）等。

需鉴别的相关疾病：内脏反位、胃肠道手术后肠管排列异常、先天性巨结肠症。

> **特殊说明**
>
> 本类疾病内镜下多数无异常改变，诊断主要依赖小肠CT或造影剂灌肠显像技术。

肠道结构异常疾病：先天性巨结肠

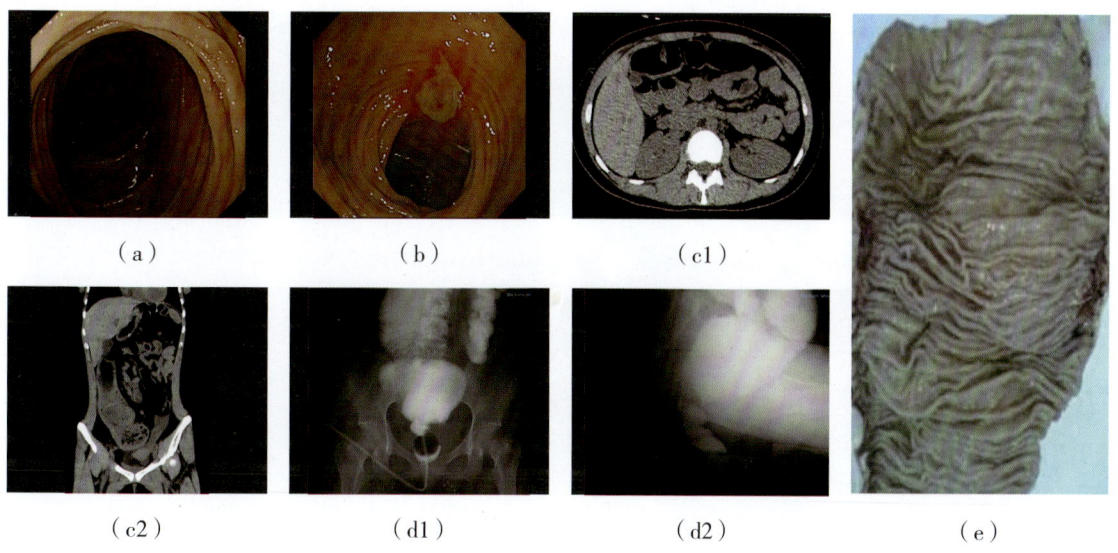

图片由中山大学附属第六医院孙家琛提供

内镜下主要表现与特征：①病变可累及远端结直肠或全结肠；②内镜检查时黏膜可无明显异常（图a），或可见偏侧条片状、不规则浅溃疡，有白苔，边缘清晰、有红晕征（慢性缺血特征）（图b）；③肠腔扩张明显，内镜操作时极易发生镜身盘曲或倒转，不易抵达回盲部；④因动力不足和长期顽固便秘，即使做了规范肠道准备，肠腔内仍常见粪便残留（图c2）。

需鉴别的相关疾病：缺血性肠病、麻痹性肠梗阻、慢性便秘状态、糖尿病植物神经功能紊乱等。

> **特殊说明**
>
> 小肠CT、稀钡剂灌肠（图d1、d2）对判断肠管扩张程度、了解病变范围（图c1）有帮助；手术切除病变肠段为治疗最终手段（图e），切除标本病理学检查是确立诊断的重要依据。

结肠多发性气囊肿病

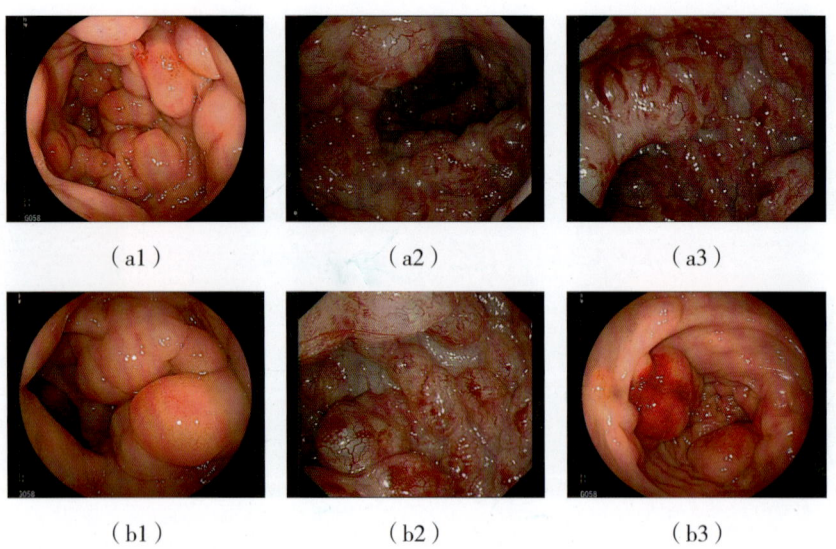

（a1）　　　　　　　　（a2）　　　　　　　　（a3）

（b1）　　　　　　　　（b2）　　　　　　　　（b3）

内镜下主要表现与特征：①病变多见于近、中段结肠。②内镜下见多发大小不等的圆形、椭圆或不规则隆起，表面多无腺管增生（图 a1、b1），部分可有多发小血管显露（a3、b2）；隆起灶内可见液体积聚（图 b2），质地柔软（活检钳触压），活检或穿刺后可见清亮、淡黄色或咖啡色或血性液体流出（图 b3）。③疾病严重或病灶融合时，可造成肠腔狭窄（图 a2、b2），进镜困难。

需鉴别的相关疾病：结肠多发性息肉病、多发性黏膜下肿瘤。

> **特殊说明**
>
> 本病可能与肠道内产气菌感染、肠道菌群紊乱、长期糖尿病等有关。

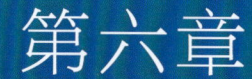

第六章

药物性肠道损害

药物性消化道损害：非甾体抗炎药药物

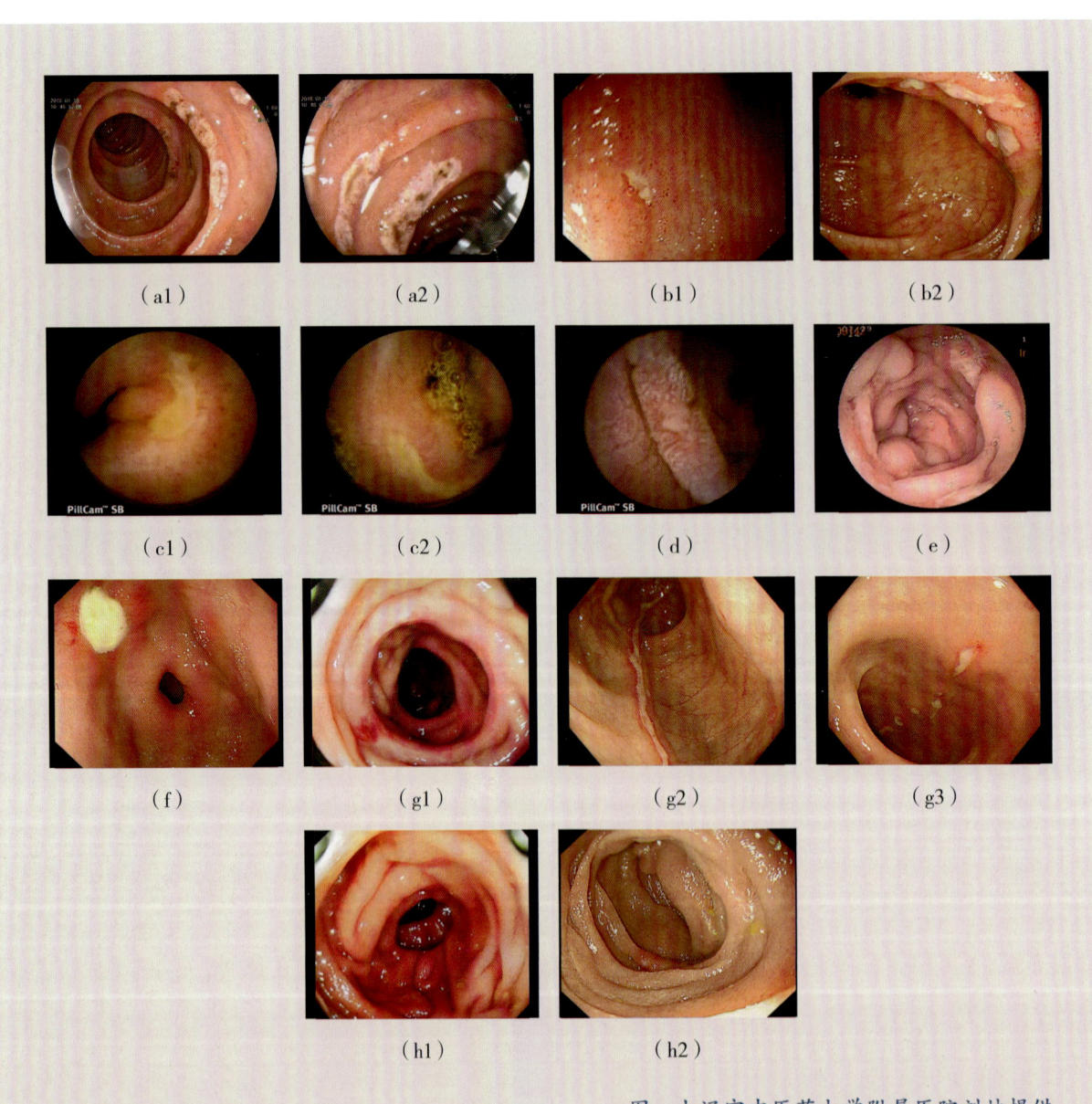

图 g 由辽宁中医药大学附属医院刘林提供

图 h 由河北医科大学第二医院郭金波提供

内镜下主要表现与特征：①病变可分布于消化道任何部位，以胃、小肠相对多见（图 a1、a2、b1、c1、c2、d、e）；②内镜下形态多样，多数为多发性病灶，胃部以胃体、胃窦糜烂性浅溃疡为主，偶为单个胃窦（图 f）或球部溃疡；③小肠以多发的阿弗他溃疡（图 b1、d）、皱襞处环周或弧形浅溃疡多见（图 a1、a2、c2）；④结肠以盲肠（图 b2）和升结肠多见（图 e），可有形态不规则或条状、环形溃疡（图 h1-h2）；⑤消化道可同时累及多个部位（图 g1-g3），并发症以消化道出血多见，狭窄相对少见，偶有穿孔。

需鉴别的相关疾病：缺血性肠炎、炎症性肠病、自身免疫性疾病（累及肠道）、肠道血管性疾病、消化性溃疡等。

> **特殊说明**
>
> 有明确的药物服用史、排除相关疾病是诊断本病的关键。

药物性消化道损害：免疫检查点抑制剂相关性结肠炎

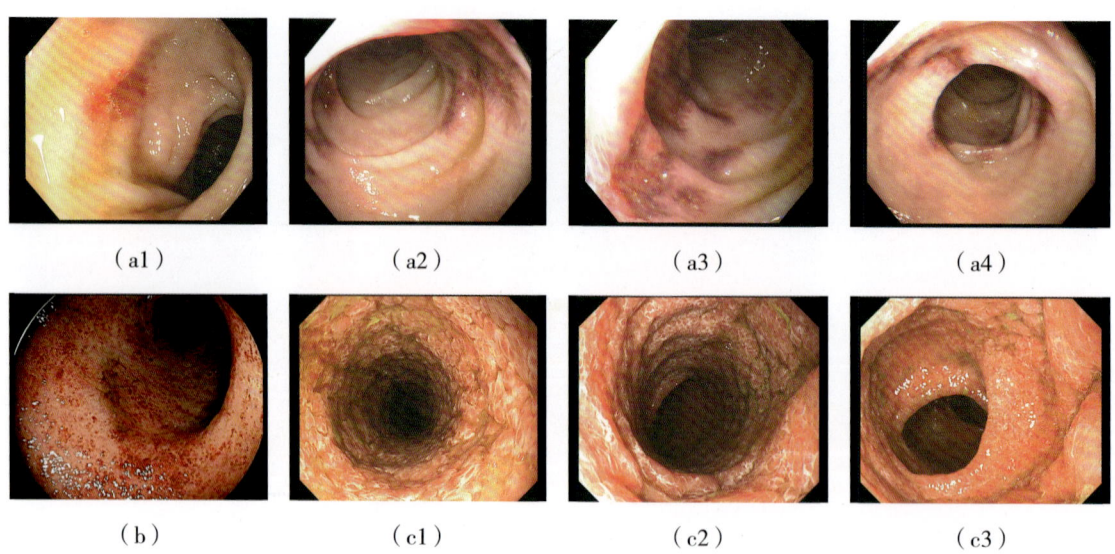

（a1） （a2） （a3） （a4）
（b） （c1） （c2） （c3）

图 a、c 由上海吴淞中心医院沈祥国提供

内镜下主要表现与特征：病变主要累及结直肠和部分小肠；内镜表现多样化，且轻重不一：轻症者表现为片状或弥漫性黏膜水肿、充血、糜烂，以及黏膜下出血（图 a–b）；严重者黏膜水肿和脆性明显增加，易发生接触性出血，上皮呈广泛性鳞片样改变，肠腔可因水肿而狭窄（图 c1–c3）。

需鉴别的相关疾病：急性病毒感染性肠炎、急性溃疡性结肠炎、HIV 病毒感染性结肠炎、缺血性肠病、移植物抗宿主结肠炎。

> **特殊说明**
>
> 既往相关抗肿瘤药物史和内镜下活检对诊断本病有重要价值。

药物性消化道损害：抗生素类药物（丁胺卡那霉素）

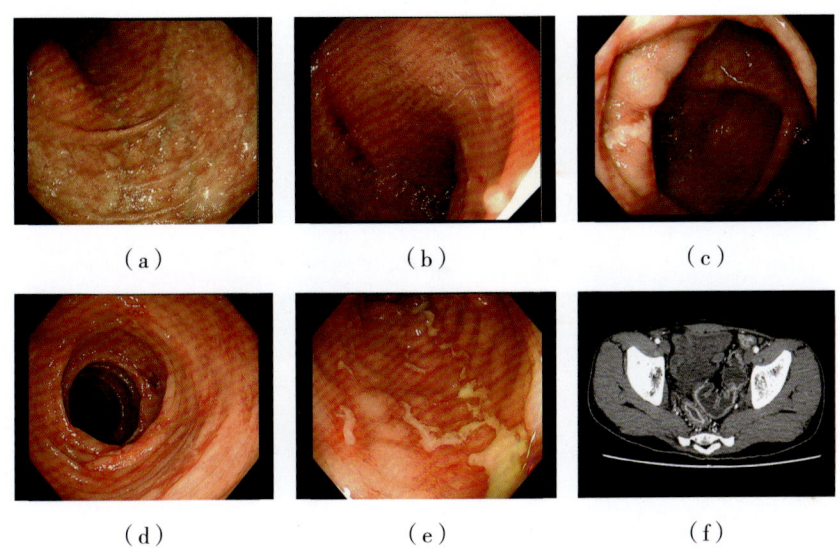

(a)　　　　　　　　(b)　　　　　　　　(c)
(d)　　　　　　　　(e)　　　　　　　　(f)

内镜下主要表现与特征：①病变多分布于十二指肠和结直肠，小肠相对少见；②内镜下形态多样，为多发性，十二指肠降部可见充血、糜烂（图 a、b）；③结肠分布广泛，包括阿弗他溃疡、片状糜烂水肿和表浅线状不规则溃疡。

需鉴别的相关疾病：缺血性肠炎、炎症性肠病、自身免疫性疾病（累及肠道）、肠道血管性疾病等。

> **特殊说明**
> 　　明确的用药史、排除相关疾病是考虑和诊断本病的关键。图 c-f 为累及盲肠、横结肠和降结肠、乙状结肠时的内镜和影像学改变图谱。

药物性（奥美沙坦）小肠绒毛萎缩

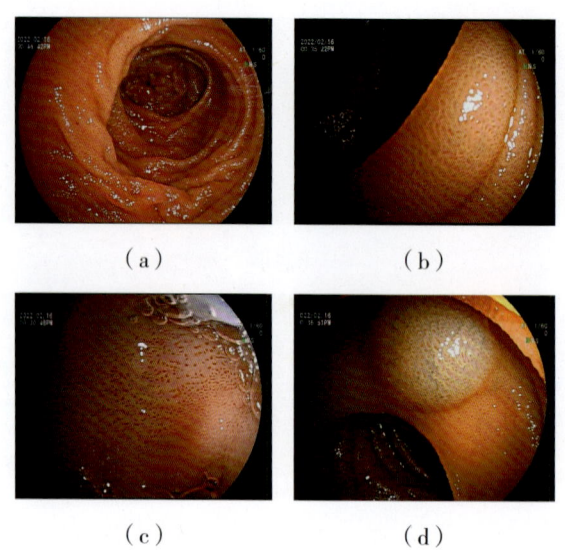

(a)　　　　　　　(b)

(c)　　　　　　　(d)

内镜下主要表现与特征：病变主要累及十二指肠和空肠，累及回肠相对少见且程度较轻。病变部位黏膜皱襞变浅（图a），肠壁绒毛扁平或消失（图b），黏膜下点状血管显露（图c、d），注水后肠腔内无绒毛漂浮，无明显贝壳样改变特征；部分严重者可在绒毛萎缩背景上出现黏膜水肿、糜烂和形态各异的溃疡。

需鉴别的相关疾病：自身免疫性小肠炎、普通变异型免疫缺陷病、乳糜泻、热带口炎性腹泻、胶原性肠炎等。

> **特殊说明**
>
> 　　有明确的长期（＞6月）奥美沙坦用药史；血清学检测及组织病理学检查排除相关疾病；去麦麸饮食无效；停用奥美沙坦后，临床症状与病理学改变可缓解。目前尚无其他沙坦类药物引发小肠绒毛萎缩的报道。

药物性消化道损害：中草药

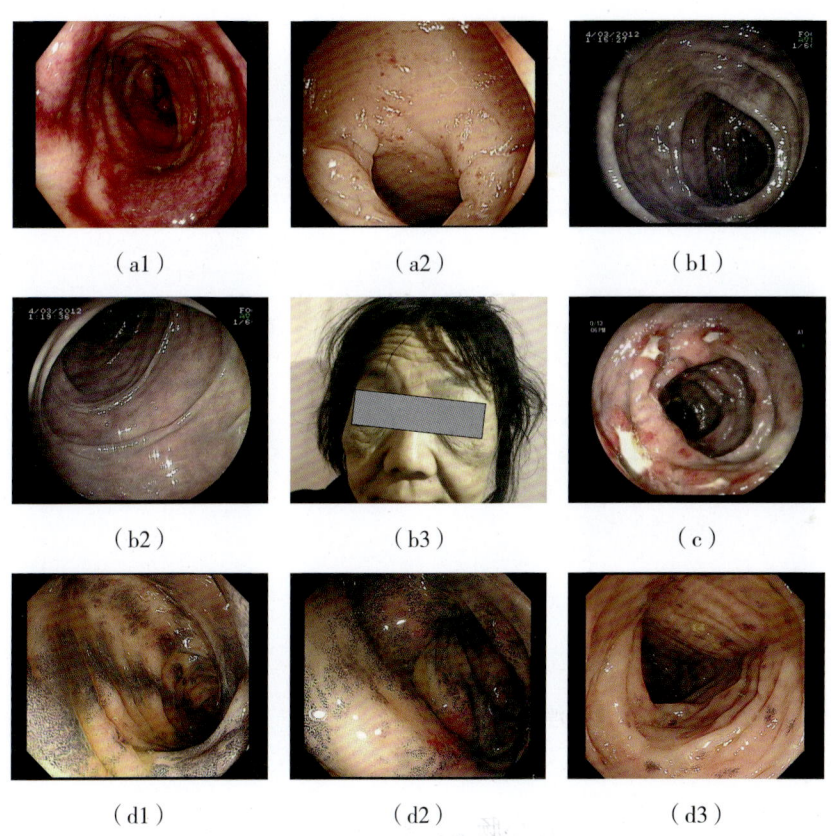

（a1）　　　　　（a2）　　　　　（b1）

（b2）　　　　　（b3）　　　　　（c）

（d1）　　　　　（d2）　　　　　（d3）

图 a 由浙江医科大学附属第二医院徐定婷提供

图 d 由解放军总医院第七医学中心杜树文提供

内镜下主要表现与特征：病变部位和损害方式与使用药物种类、方式有关。中成药对肠道影响多以结肠为主，小肠少见，部分患者可同时出现皮肤色泽变化（图 b3）内镜下表现多样：部分为肠道缺血改变，如黏膜充血水肿，如黏膜下片状出血、溃疡和糜烂等；部分为黏膜水肿和褐色素沉着等变化；严重时可导致溃疡（图 c）。

需鉴别的相关疾病：急性缺血性肠炎、溃疡性结肠炎、静脉硬化性结肠炎、全身疾病累及消化道等。

特殊说明

有明确的中药、中成药或中药药酒服用史，停服后症状可缓解或部分缓解。图 a1 为服用中药青黛后引发的结肠缺血性改变，图 a2 为停药数周后内镜复查结果；图 b1-b3 为服用五加皮药酒后造成的右半结肠、横结肠黏膜及面部皮肤改变；图 d1-d3 为青黛灌肠后引发的远段结肠黏膜大片状或点状色素沉着。

药物性消化道损害：抗结核药物（氯法齐明）

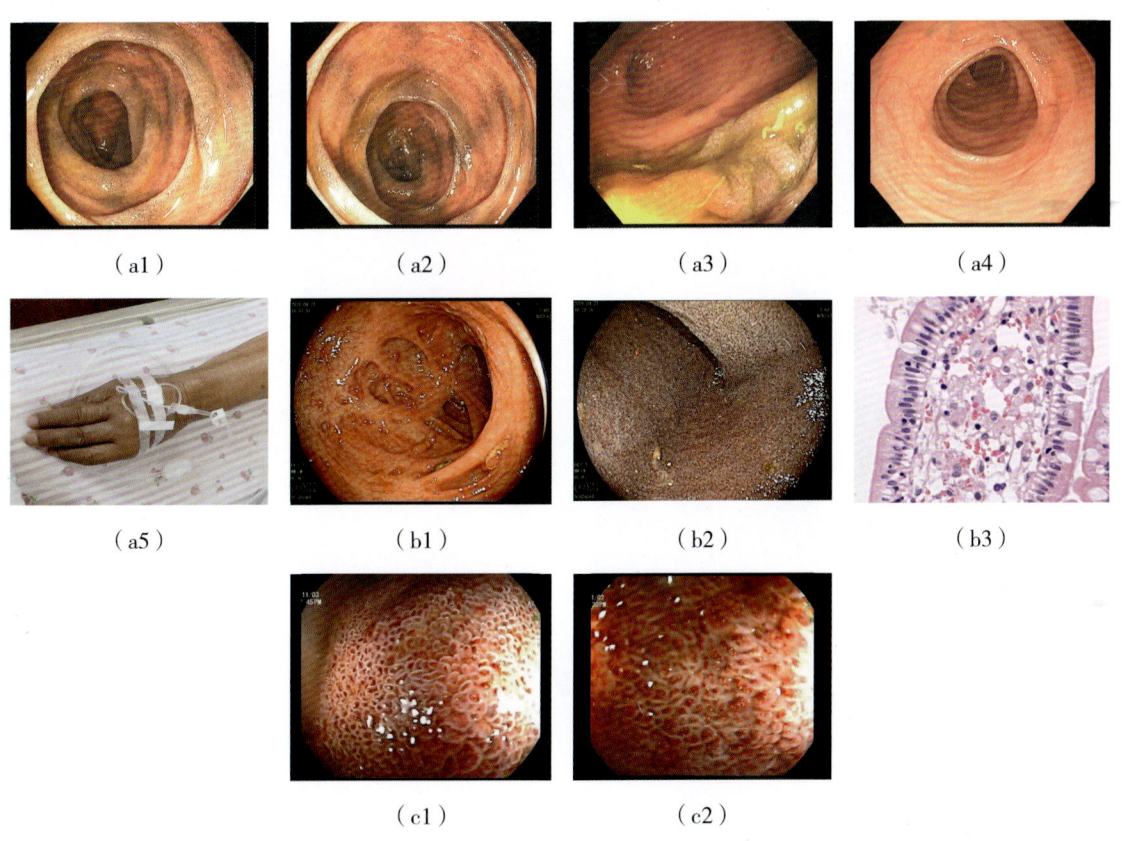

（a1）　（a2）　（a3）　（a4）
（a5）　（b1）　（b2）　（b3）
（c1）　（c2）

图 a 由上海吴淞中心医院沈祥国提供

图 b 由中山大学附属第六医院卢炜提供

图 c 由武汉协和医院汪欢提供

内镜下主要表现与特征：病变主要累及小肠，尤以远端或末端回肠为主（图 a1、a2）。受累区域上皮有弥漫性红棕色或褐色色素沉着（b2），程度轻重不一；绒毛形态呈"颗粒样"、部分萎缩（图 c1、c2）；结肠黏膜基本正常（图 a4、b1）。小肠与结肠吻合术后，吻合口两侧黏膜色泽呈明显分界（图 a3 显示回结肠吻合口的小肠和结肠侧黏膜特征）。

需鉴别的相关疾病：缺血性小肠炎、肠结核、小肠淋巴瘤、自身免疫性小肠炎等。

> **特殊说明**
>
> 　　消化道症状（腹痛、腹泻、便血等）可在服用氯法齐明药物数月后出现；可同时伴皮肤受累（图a5），表现为面部、背部发红，四肢皮肤呈灰黑色鱼鳞片样改变；活检病理提示黏膜固有层内组织细胞增生、无色或褐色针状、分枝状结晶体沉着（图b3）。及时停药后症状及病理改变可自行恢复；部分未停药者可发生消化道出血。

第七章

其他肠道疾病

肠道淀粉样变性

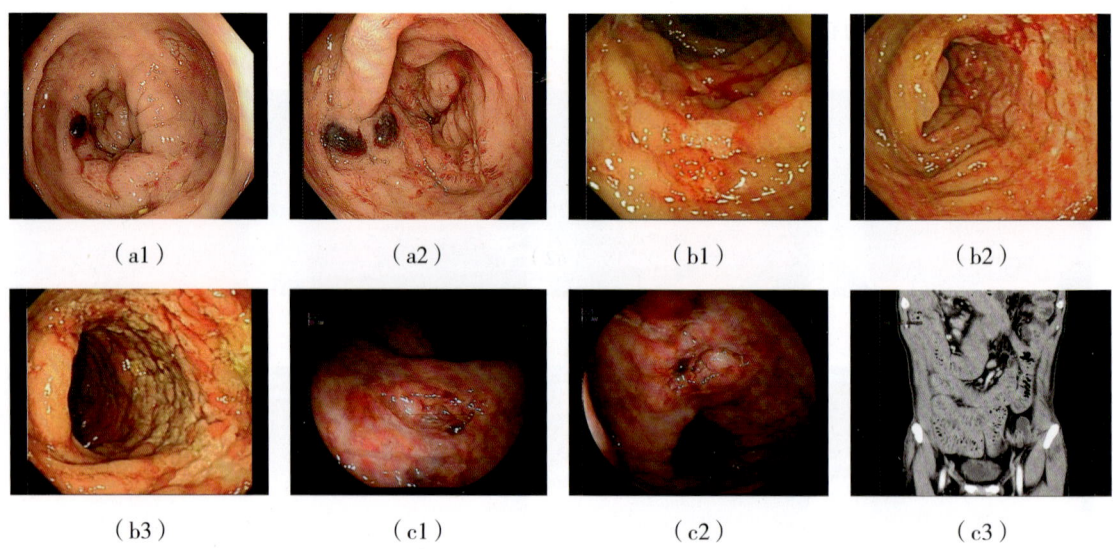

（a1） （a2） （b1） （b2）

（b3） （c1） （c2） （c3）

图 a 由山东东营市人民医院刘春志提供

图 b 由浙江金华中心医院王群英提供

内镜下主要表现与特征：病变可累及全消化道，以小肠（图 b1-b3）和结肠（图 a1、a2）为多见。病变程度轻重不一：轻者以黏膜水肿和增厚多见，常伴有片状糜烂、浅溃疡，溃疡周边充血明显（图 a1、b1）；重者病变明显，黏膜出现色泽变化，大片状或节段性水肿和增厚（图 b2、b3），散在黏膜下血疱（图 a2）。黏膜特征为表面脆性增加，内镜碰触易出血，活检会造成小片状黏膜撕脱（图 c1、c2）。

需鉴别的相关疾病：缺血性小肠炎、小肠淋巴瘤、小肠感染性疾病、自身免疫性小肠炎等。

> **特殊说明**
>
> 病理学检查是确诊肠道淀粉样变性的唯一方法；对确诊患者应明确造成淀粉样变性的病因和评估其他可能累及的脏器；小肠CT检查对了解病变特征、范围有帮助（图 c3）。

肠道子宫内膜异位症

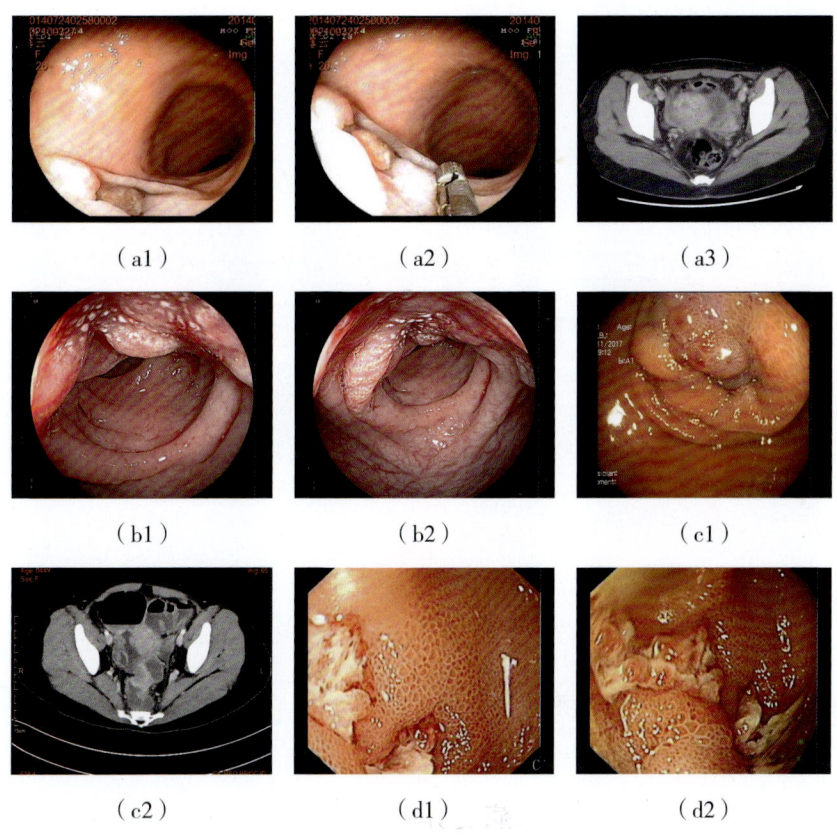

（a1）　　　　　　（a2）　　　　　　（a3）

（b1）　　　　　　（b2）　　　　　　（c1）

（c2）　　　　　　（d1）　　　　　　（d2）

内镜下主要表现与特征：①病变多位于邻近子宫的乙状结肠（图 a1–c2）、直肠和盆腔组小肠（图 d1、d2），其他部位相对少见；②内镜下病变相对局限，以黏膜增厚、抬举（图 a1、b1）和结节样改变为主（图 d1、d2），部分病灶可有凹陷或溃疡形成（图 b2）；③凹陷中央用活检钳抵压，可出现"枕垫征"（图 a2）；④病程长者可引发局部肠腔堵塞（图 c1）。

需鉴别的相关疾病：肠腔外浸润性疾病、克罗恩病、肠道淋巴瘤、上皮性或黏膜下肿瘤等。

> **相关说明**
>
> 部分患者可有与经期同步的消化道出血；内膜上皮可随血流定植于不同脏器，如肺部、脑部和皮肤等；异位子宫内膜可分布于消化道壁不同层内，活检阳性率高；肠道CT对诊断和鉴别诊断有一定意义（图a3、c2）。

直肠壁腔外肿瘤浸润

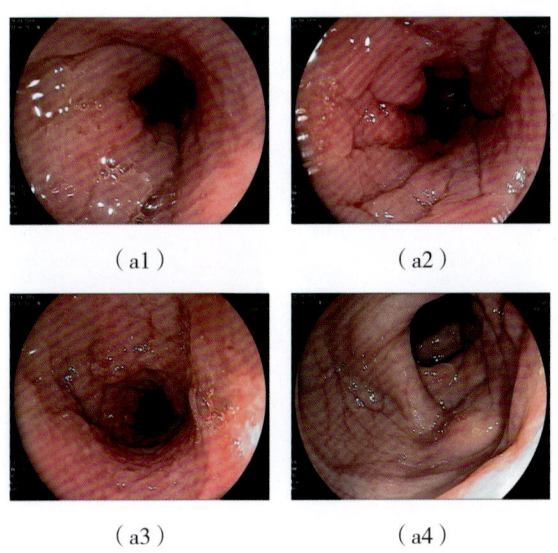

（a1） （a2）
（a3） （a4）

内镜下主要表现与特征：①直肠窝是肿瘤种植转移的常见部位，该部位肿瘤生长会侵犯直肠壁，内镜下有相对特征表现；②病变基本位于直肠（图a1），直肠以上部位内镜下可有异常（图a3）；③直肠内镜下可见肠壁增厚，有明显僵硬感和结节感，直肠壶腹部缩小，内镜充气仍难充分扩张（图a2、a3）；④内镜抵达乙状结肠后，上述特征消失（图a4）。

需鉴别的相关疾病：溃疡性直肠炎、放射性直肠炎、直肠淋巴瘤。

> **特殊说明**
>
> 直肠腔内超声和磁共振检查可了解直肠壁层次是否消失，以及是否存在腔外病变，超声内镜下穿刺对明确诊断有帮助；单纯内镜下活检阳性率不高。

隐源性多发性溃疡性狭窄性小肠炎（CMUSE）

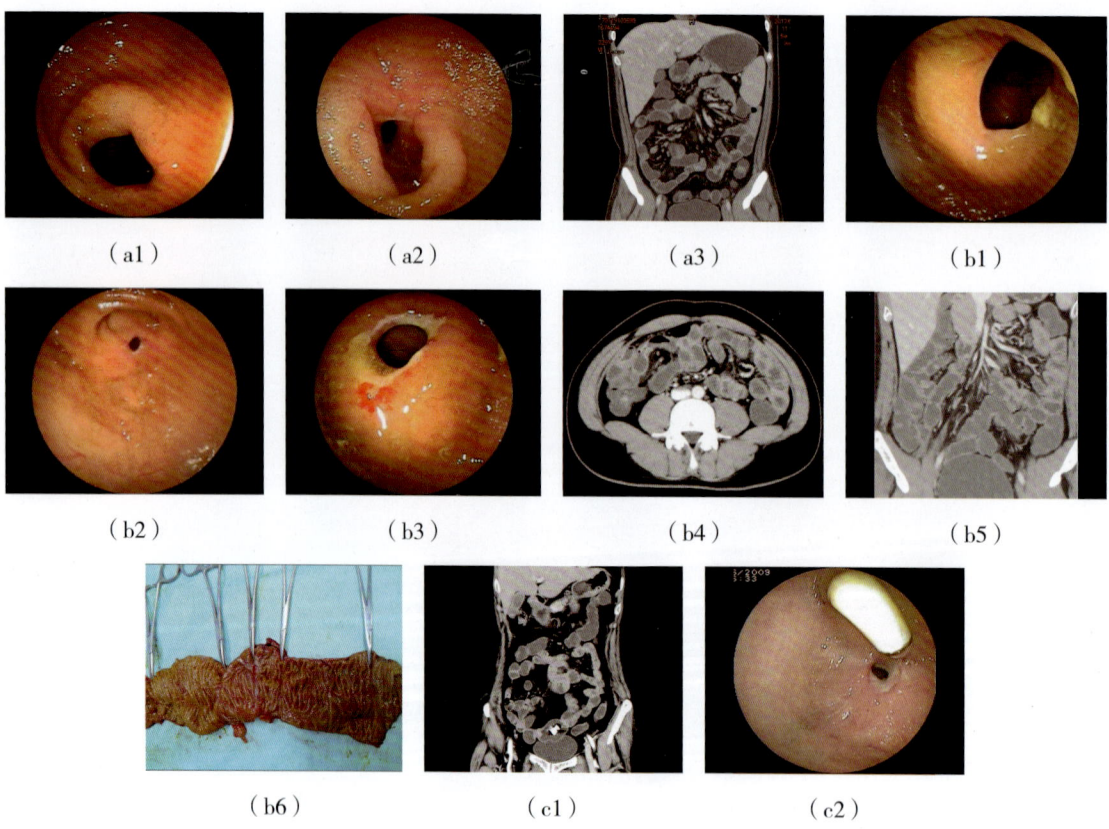

(a1) (a2) (a3) (b1)
(b2) (b3) (b4) (b5)
(b6) (c1) (c2)

内镜下主要表现与特征：①病变多见于空肠和回肠上中部；②内镜下见多个不同程度的环形狭窄，部分为单纯狭窄（图a1），部分狭窄可伴有半环形或环周性溃疡（图a2、b1-b3）；③部分环形狭窄类似于"鸭蹼样"（图b2）；④周围组织无肉芽组织增生改变。

需鉴别的相关疾病：小肠克罗恩病、药物性（阿司匹林）消化道损害、自身免疫性疾病累及小肠、缺血性小肠炎。

> **相关说明**
>
> 　　此类患者病变以消化道多发性环形狭窄为主，无 NSAIDs 药物服用史，缺乏全身其他系统表现（如杵状指、骨膜病、皮肤肥厚等），无明确基因突变（如 *SLCO2A1* 基因），故目前暂以 CMUSE 命名。小肠 CT 在 CMUSE 诊断、克罗恩病的鉴别诊断中具有重要作用，可见多发环周、对称性狭窄，肠壁分层现象不明显，无血管梳状征，无肠壁纤维化和肉芽组织增生等改变（图 a3、b4-b5）。

特殊案例的图片：多发性狭窄造成小肠梗阻，手术时发现在 30 cm 小肠范围内存在至少 5 个环形狭窄（图 b6）；胶囊内镜检查时极易发生胶囊潴留（图 c1、c2）。

自身免疫性疾病合并 IBD 或累及消化道

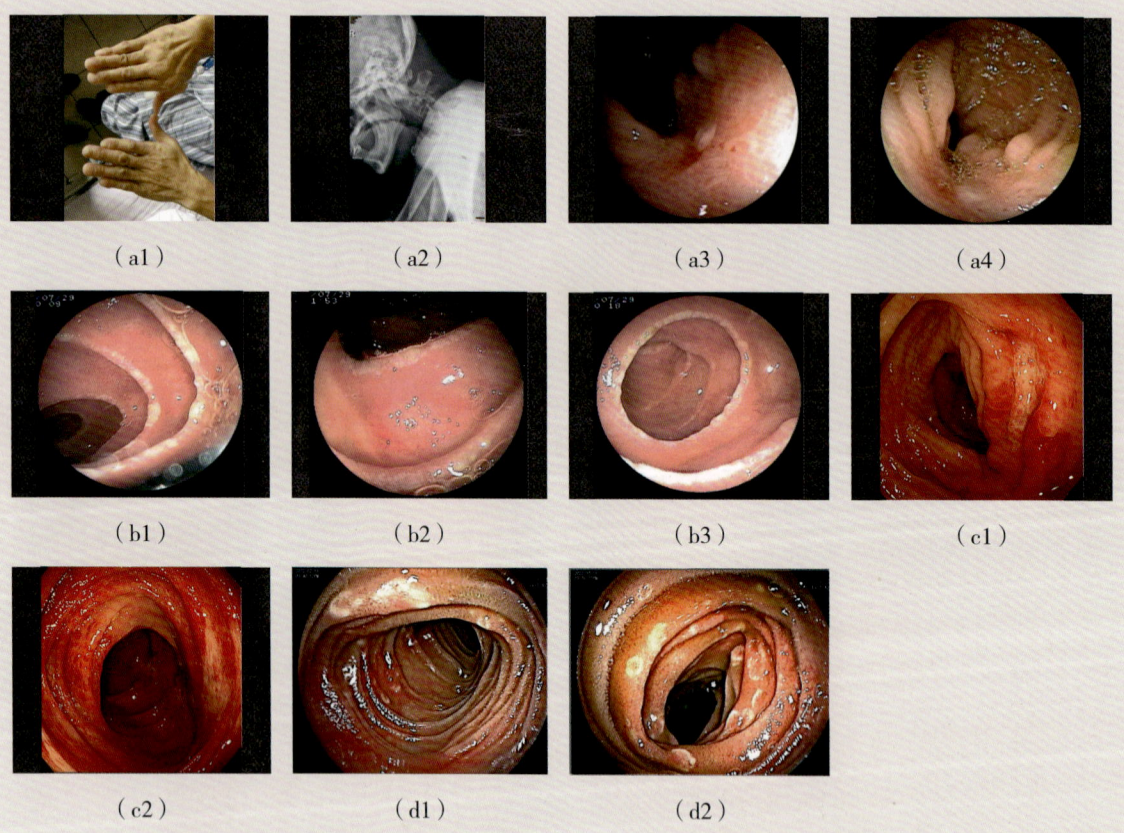

图 c 由西安市红会医院李亚妮提供

图 d 由湘雅大学医学院附属第二医院欧阳春晖提供

内镜下主要表现与特征：①病变可同时累及小肠或/和结肠，内镜下表现取决于基础疾病种类和累及方式；②部分可同时合并克罗恩病或溃疡性结肠炎；③常见内镜表现包括片状或节段性黏膜糜烂、水肿，阿弗他溃疡，不规则浅溃疡等；④十二指肠或空肠环形黏膜皱襞处浅溃疡形成，为肠道小血管炎的相对多见表现。

需要鉴别的疾病：CMUSE、药物性消化道损害、缺血性小肠/结肠炎、感染性小肠炎。

> **相关说明**
>
> 自身免疫性疾病可同时合并IBD，但两者发病时间常不同步，甚至相差数年。对于内镜下缺乏典型IBD表现的患者，其消化道损害可视为自身免疫性疾病的消化道累及。

特殊案例的图片：既往有类风湿关节炎、强直性脊柱炎病史（图a1、a2），出现腹痛和消化道出血，小肠内镜检查有典型克罗恩病表现（图a3、a4）；强直性脊柱炎患者有腹痛和腹泻，小肠内镜见十二指肠和空肠上段有连续性环皱襞浅溃疡（图b1-b3）；活动性系统性红斑狼疮累及结肠的内镜表现（图c1、c2）；全身性血管炎累及小肠的内镜表现（图d1、d2）。

肠套叠：末端回肠盲肠套叠

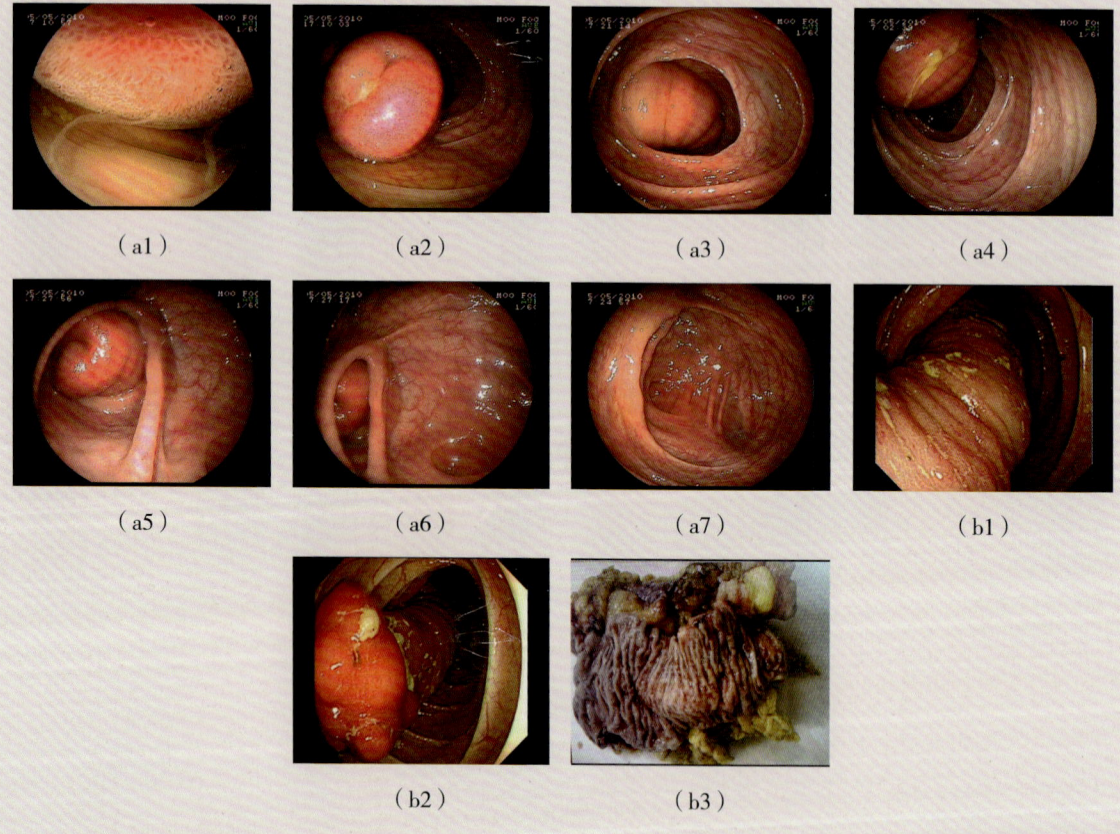

图 b 由中山大学附属第六医院孙家琛提供

内镜下主要表现与特征： ①末端回肠盲肠套叠内镜下表现有一定特征，盲肠部可见"占位性病变"；②"占位病变"底部从回盲瓣突出，表面为小肠绒毛结构（图a1），头段为类"宫颈开口"（图a2）；③内镜下充气，配合镜身前推、活检钳辅助，"占位性病灶"复位到小肠内，内镜进入小肠后确认无其他占位性病变。

需要鉴别的疾病： 小肠腺瘤（占位）脱垂、盲肠肿瘤、升结肠憩室内翻等。

> **相关说明**
>
> 回肠盲肠套叠及复位过程见图a1-a7；若肠套叠反复发作，或伴有腹痛、肠管坏死者有手术指征（图b1-b3）。

直肠黏膜脱垂综合征

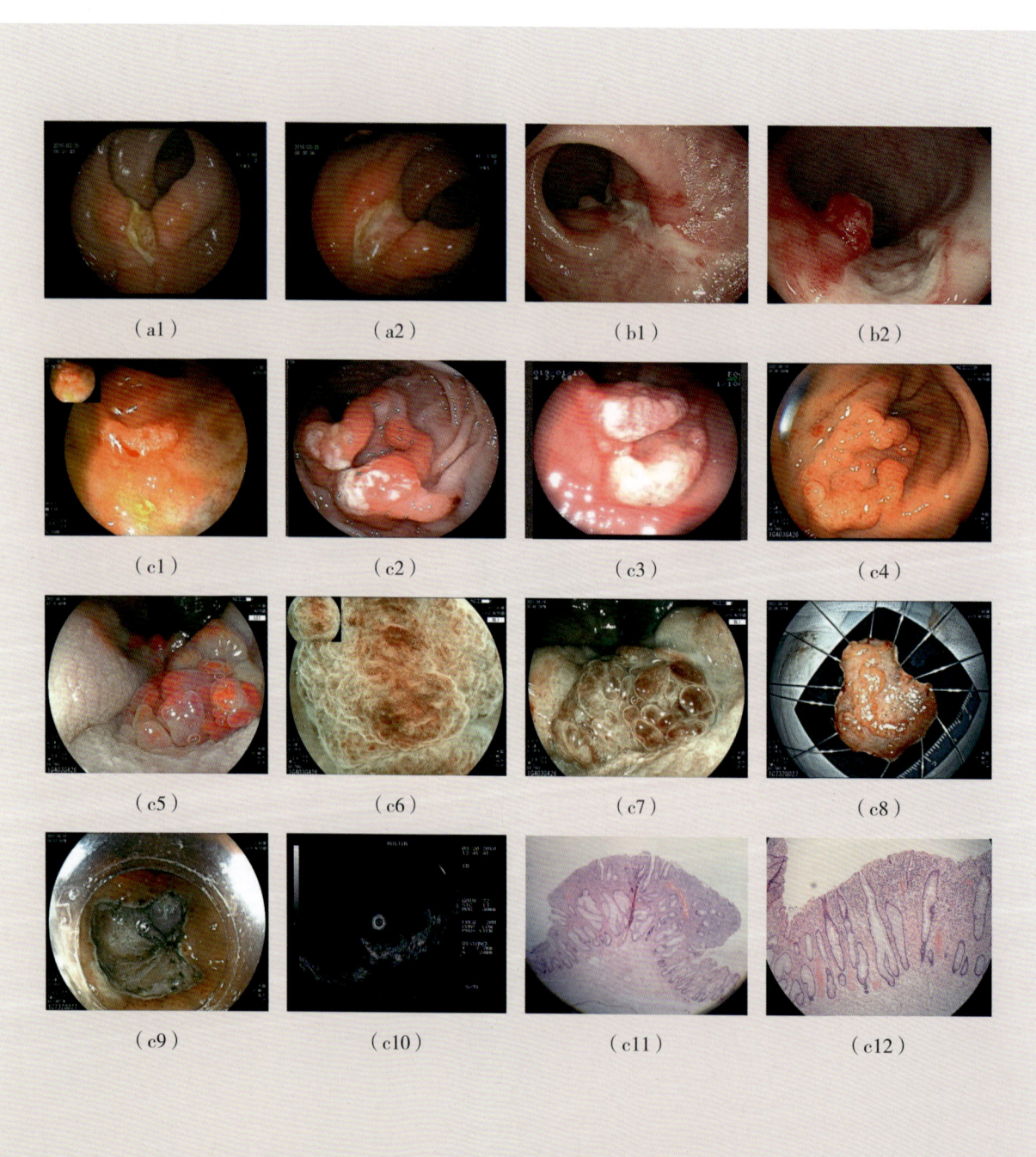

（a1） （a2） （b1） （b2）
（c1） （c2） （c3） （c4）
（c5） （c6） （c7） （c8）
（c9） （c10） （c11） （c12）

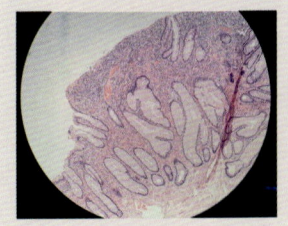

(c13)

图 a1、a2 由复旦大学医学院附属华山医院戎兰提供

内镜下主要表现与特征：①病变位于直肠，以前壁为主；②病变形态为椭圆、盘状或长条状隆起，大小为数厘米，隆起部质地软，中央凹陷性溃疡，深浅不一（图 a1、a2）；③部分病变仅为条样瘢痕，周围隆起部明显，伴炎性或腺瘤样增生（图 b1、b2）。

需鉴别的相关疾病：直肠克罗恩病、直肠肿瘤、直肠子宫内膜异位症、尖锐湿疣等。

> **特殊说明**
>
> 本病的病理学改变有一定特征性：病变周围黏膜局部隐窝凋亡，隐窝显著增生基底部潘氏细胞化生，腺体可嵌入黏膜下层，固有层间质纤维化。这些组织学改变为局部慢性血供不足所致黏膜损伤。"直肠黏膜脱垂"与"孤立性直肠溃疡"被认为是同一疾病的不同阶段表现，同属"直肠黏膜脱垂综合征"。

特殊案例的图片：病例自 2017—2019 年间内镜随访监测（图 c1-c3），2021 年内镜下白光及电子染色检查（图 c4-c7）后，行 ESD 术切除隆起病灶（图 c8、c9），标本行病理学检查（图 c11-c13）。图 c10 为 2018 年超声内镜检查结果，提示病变位于黏膜层。

肠管粘连／扭转性肠梗阻

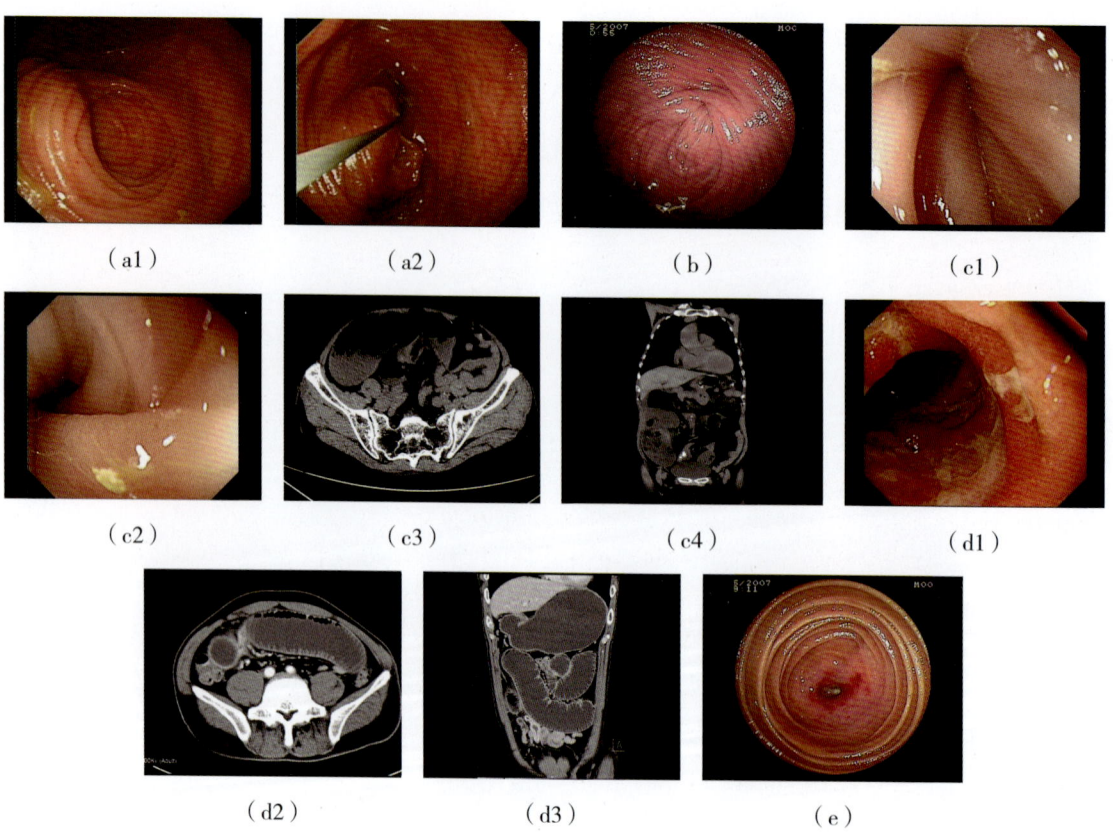

(a1)　(a2)　(b)　(c1)

(c2)　(c3)　(c4)　(d1)

(d2)　(d3)　(e)

图 a1、a2 由浙江医科大学附属第二医院王小英提供

图 b、c4 由中山大学附属第六医院孙家琛提供

内镜下主要表现与特征：①发病部位与受累特征有关，以小肠、结肠多见；②内镜下表现为管腔闭塞（图 a1-a2、图 b）或缝隙样狭窄（图 c），黏膜纠集或内翻（图 b）；③狭窄近侧端黏膜溃疡（图 d1）、水肿或糜烂、皱襞缺失（图 e）；④无黏膜增生或占位性改变。

需鉴别的相关疾病：炎性或肿瘤性狭窄、药物性消化道损害、自身免疫性疾病累及肠道、腔外压迫等。

> **特殊说明**
>
> 影像学检查可发现节段狭窄和近段肠腔扩张（图 d2、d3）、狭窄段之间肠内容物潴留（图 c3、c4），狭窄处呈截断改变（图 d3），无肠壁和腹腔内病灶。既往病史对诊断有重要价值。

特殊案例的图片：图 a1-a2、d1-d3、e 为小肠粘连性肠梗阻；图 c1-c4 为乙状结肠扭转伴结肠梗阻。

小网膜内疝

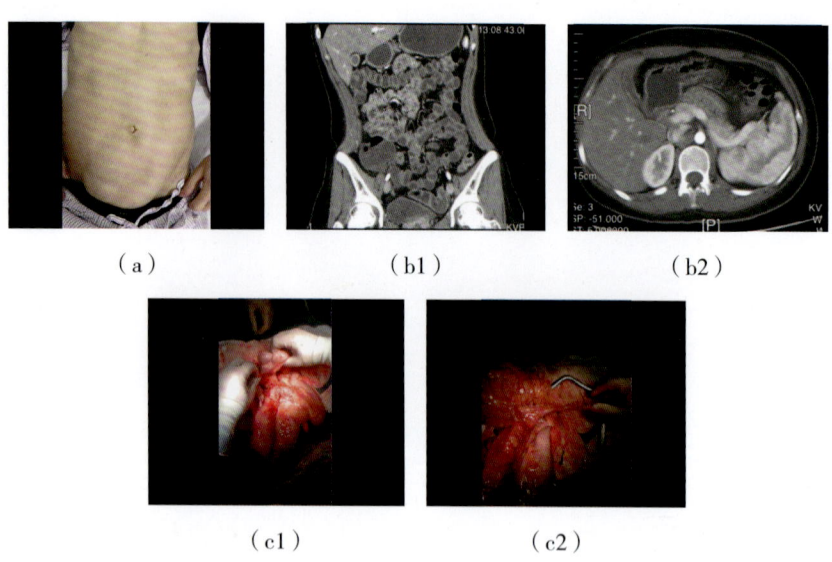

（a） （b1） （b2）
（c1） （c2）

临床与影像学主要表现与特征：病变属于急腹症，临床多表现为突发腹痛、恶心呕吐或停止排气排便（与疝入小网膜囊内不同肠管有关，可为空肠、回肠、横结肠）；患者就诊时多呈前倾位。查体时可发现肠型（图a），伴有压痛；若肠管缺血坏死，可出现反跳痛和肌紧张。腹部CT是最有价值的诊断方法，主要征象包括：肠系膜位于下腔静脉与门静脉之间；小网膜囊内存在气液平面或呈鸟嘴征指向网膜孔；右侧腹部无升结肠，肝下间歇见肠袢等（图b1、b2）。

需鉴别的相关疾病：小肠旋转不良、急性肠扭转、肠粘连或粘连性肠梗阻、腹壁疝、腹茧症。

> **特殊说明**
>
> 手术复位是主要治疗方法。术中可见肠管进入小网膜囊或伴有肠管嵌顿（图c1、c2），甚至肠管坏死。发病常与体位变化、剧烈运动、暴饮暴食有关；部分患者可有小肠旋转不良、内脏反位、肠系膜过长等异常。

腹茧症

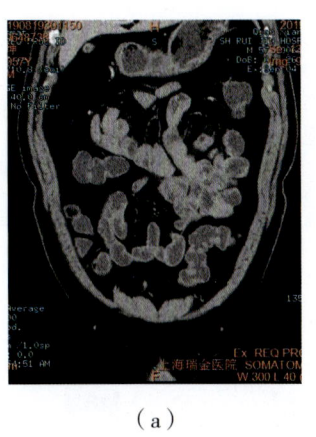
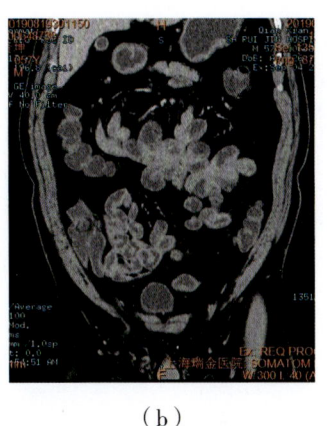

（a） （b）

影像学主要表现与特征：病变为慢性起病，常有间歇性腹痛、恶心呕吐或排便不畅。查体时可发现肠型或包块，有压痛；若肠管缺血坏死，可有反跳痛和肌紧张。CT 是最有价值的诊断方法，主要征象包括：肠壁不同程度水肿；肠管在腹腔异常聚集，呈团簇样；体位变化时肠管不易移动或相对固定，发生梗阻时可见气液平面（图 a、b）。

需鉴别的相关疾病：小肠旋转不良、急性肠扭转、肠粘连或粘连性肠梗阻、小网膜疝。

> **特殊说明**
>
> 手术分解粘连、肠管重排手术是主要的治疗方法。

Klippel-Trenaunay 综合征

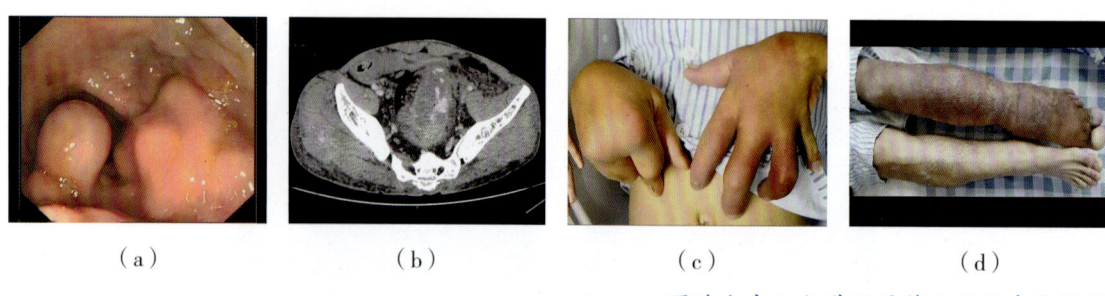

（a）　　　　　（b）　　　　　（c）　　　　　（d）

图片由中山大学附属第六医院卢炜提供

内镜下主要表现与特征：病变累及结直肠（本病例主要影响降结肠-乙状结肠）；内镜可见肠壁黏膜色泽偏暗，局部有不规则隆起，形态多样，包括圆球形、长条形或团块形，部分呈暗紫色，质地柔软（图a）；有出血者表面可有红色征。

需鉴别的相关疾病：黏膜下隆起性病变（多发性囊肿、肉芽肿等）、结肠静脉瘤、门静脉高压性直肠静脉曲张、腔外压迫或肠壁浸润性疾病。

> **特殊说明**
>
> 肠腔内黏膜隆起性病变实为黏膜下多发静脉迂曲，肠道CT可显示结肠壁增厚，乙状结肠直肠及肠系膜外见大量扩张迂曲血管（图b）；肢体肥大畸形、皮肤色泽改变。临床诊断 Klippel-Trenaunay 综合征。Klippel-Trenaunay 综合征，属先天性肢体及血管畸形病变（图c、d），其典型的三联征包括皮肤葡萄酒样红斑、肢体肥大畸形及血管畸形。当迂曲扩张血管破裂时，可造成下消化道大量出血而出现血便。

空肠异位胃黏膜

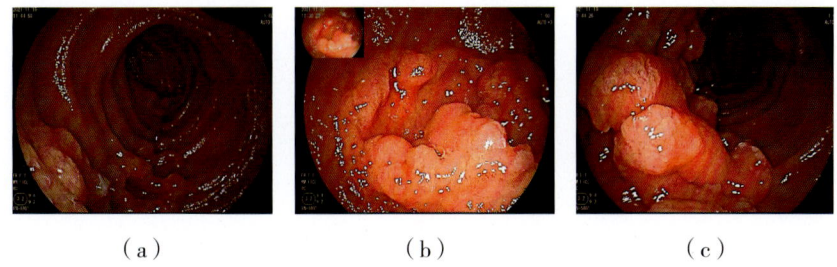

（a） （b） （c）

内镜下主要表现与特征：病变多见于近段空肠，黏膜呈多发结节、团块样或地图样隆起性改变（图a），中央可凹陷、周边隆起，呈环堤状（图b），质地柔软，表面腺管开口丰富，可伴有糜烂或溃疡（图c）。

需鉴别的相关疾病：小肠多发性腺瘤病、小肠腺癌、肠道淋巴瘤、空肠克罗恩病、嗜酸性粒细胞性胃肠炎。

> **特殊说明**
> 诊断依赖于活检组织的病理学检查。